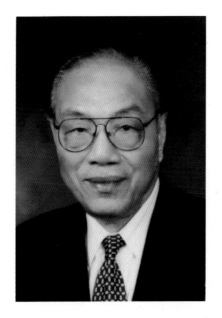

首届国医大师颜德馨教授（1920—2017）

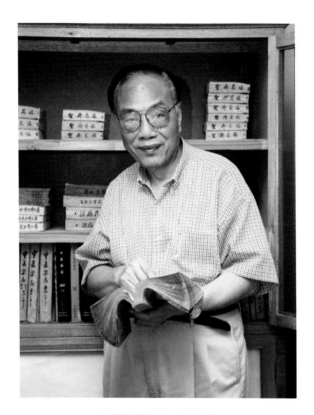

颜德馨教授在查阅古籍

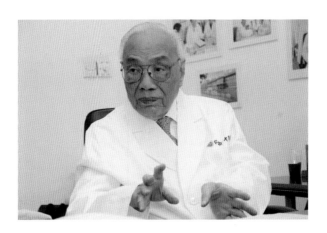

颜德馨教授在授课

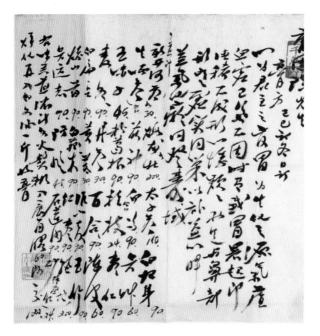

颜德馨教授膏方手迹

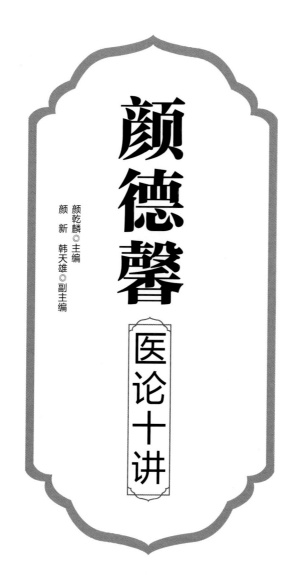

颜德馨
医论十讲

颜乾麟◎主编

颜　新　韩天雄◎副主编

北京科学技术出版社

图书在版编目（CIP）数据

颜德馨医论十讲／颜乾麟主编. — 北京：北京科
学技术出版社，2020.6
ISBN 978 - 7 - 5304 - 9909 - 2

Ⅰ．①颜… Ⅱ．①颜… Ⅲ．①医论 - 汇编 - 中国 - 现
代 Ⅳ．①R249.7

中国版本图书馆 CIP 数据核字（2019）第 271302 号

颜德馨医论十讲

主　　编：颜乾麟
责任编辑：白世敏　吕　艳
责任校对：贾　荣
责任印制：李　茗
封面设计：异一设计
出 版 人：曾庆宇
出版发行：北京科学技术出版社
社　　址：北京西直门南大街 16 号
邮政编码：100035
电话传真：0086 - 10 - 66135495（总编室）
　　　　　0086 - 10 - 66113227（发行部）　　0086 - 10 - 66161952（发行部传真）
电子信箱：bjkj@ bjkjpress. com
网　　址：www. bkydw. cn
经　　销：新华书店
印　　刷：三河国新印装有限公司
开　　本：880mm×1230mm　　1/32
字　　数：149 千字
印　　张：6.75
版　　次：2020 年 6 月第 1 版
印　　次：2020 年 6 月第 1 次印刷
ISBN 978 - 7 - 5304 - 9909 - 2/R · 2704

定　　价：49.00 元

编 委 会

前　言

　　中华人民共和国成立以来，党和政府高度重视中医药事业的发展。第十二届全国人民代表大会常务委员会第二十五次会议审议通过了《中华人民共和国中医药法》，这是中医药发展史上具有里程碑意义的大事，而大力总结和推广当代名老中医的学术思想和临床经验，造就一批批后继有术的中青年骨干队伍，正是继承和发扬中医药学的重要举措之一。

　　首届国医大师颜德馨教授系先贤复圣颜回之后裔，生长于书香门第，家风淳厚，其父颜亦鲁先生为江南著名中医。颜德馨教授年近弱冠而习医，毕其一生，精勤不辍，尤重气血之学，倡导"久病必有瘀""怪病必有瘀"理论，创立"衡法"治则，以"气为百病之长""血为百病之胎"为纲，用力宏深，结果丰硕，积累了非常丰富的临床经验，形成了独树一帜的诊疗特色，尤其是在诊治心脑血管相关疑难杂症、老年病、急性热病等方面疗效显著，名扬四海。

　　颜德馨教授长期致力于培养德才兼备的中青年中医人才，多次应邀参加国家中医药管理局举办的"全国名老中医专家临床经验高级讲习班"并讲授自己的学术观点与临床经验，在中医界引起广泛而良好的反响。本书收集整理了颜德馨教授历年在讲习班和各类研修班上的讲稿，归纳为"理论篇""临证篇""养生篇"，内容包括专科专病、中医诊疗经验、经方用药经验和养生新观点等，既有理论阐述，又有临床验案，真知灼见在讲稿中贯穿始终，对临床颇具指导意义，切切实实展示其深厚的学术思想和独到见解。本书得到上海市进一步加快中医药事业发展三年行动计划海派中医"颜氏内科流派诊疗中心建设项目"［ZY（2018—2020）– CCCX – 1003］资助。

近年来在中医学术领域，由于片面强调创新，加之学风浮躁，中医在理论上非但没有取得实质性的进步，反而丢掉很多固有的好传统，甚为可惜。我们认为，中医理论的创新必须建立在继承的基础上，没有继承的创新是无根之木、无源之水。中医学术的传承应连续持久，此次整理《颜德馨医论十讲》一书也是我们一生中难得的学习机会，能够目睹医术精湛、临床经验丰富的国医大师的讲稿，实际感悟其经过长期临床实践总结出来的学术思想和经验，对于提高自身的学术与医术水平确有帮助。希望此书的出版同样能使读者开卷有益，受到启迪。

整理者：颜乾麟　韩天雄　梁　琦
2020 年 2 月 6 日

目录

理 论 篇

第一讲　正确对待中医这门学科

中医学有丰富的经验，有系统的理论。这套理论不是古人凭空虚构想象出来的，而是长期临床实践的产物，是由实践上升而来的，并在实践过程中不断加以充实、提高，又用以指导临床实践。

就拿藏象学说来说，它是中医研究人体脏腑组织器官的生理功能、病理变化及其相互关系的理论。肝开窍于目、肺开窍于鼻、肾开窍于耳、心开窍于舌、脾开窍于口等观点揭示了人体脏腑与五官七窍的关联，当内脏发生病变时能够反映到人体外部，如肝火上炎则目赤肿痛，肝血不足则视物不清。在治疗时，解决内脏病变就能改善外部病证，在诊断病证时，通过外部现象也可推断内脏的病变。近年来，藏象学说已引起国内外学者的重视，如中国人民解放军第105医院报道，应用补益肝肾法治疗早期白内障，视力提高率达92%。1976年《美国医学会杂志》报道，明尼苏达大学奎尼教授提出肾的疾病可能伴发某种程度的听觉障碍，在602个经过透析和肾移植的病人中，发现107人有听觉障碍，这个结论与中医理论不谋而合，印证了中医理论的科学性。

辨证论治是中医治病的特点，根据病人的证候，结合病人体质以及时令、处地，然后制定不同的治疗原则。同为胃脘痛，有的喜热厌凉，有的灼热懊恼，有的得食痛减，有的腹痛拒按，证有寒热虚实之异，治有温清补消之不同，如果没有中医理论的指导，难免南辕北辙，难以达到治疗的目的。

再如正邪论，也是中医的重要理论。中医特别强调正邪之间的关系，人体是否患病，虽然受病邪强弱的影响，但更重要的是取决于人的正气，与人体感受了结核菌，不一定就得结核病的道理一样。上海铁路局中心医院（今上海市第十人民医院，下同，不另注）曾收治一例患鼻咽部结核性肉芽肿的病人，该病人反复发热、鼻流血涕已年余，西医屡用抗菌、抗结核等方法治疗无效。中医会诊见病人脉象细数、舌红中剥、口渴烦饮、大便干结、形体消瘦，脉症合参，诊断为正虚邪实。正虚为经脉受损，气阴亏耗；邪实为肺热壅盛，瘀热交结。采用了清热消火、益气生津之白虎加人参汤，药后病人发热渐退，形神安和，病愈出院。说明正邪论对临床辨证用药具有指导意义。

大量事实证明，中医学是一个伟大的宝库，蕴藏着极其丰富的科学内容，有待我们去探讨研究。中医不仅为国内广大人民所欢迎，也为国际医学界所重视，如美、英、法、日等国家相继建立了中医、针灸研究机构，日本拟投资 50 亿日元来推进中医研究工作，新加坡开办了中医学院。国外对经络学说、藏象学说做了大量研究，证明其具有很高的科学性。

正确对待中医这门科学，一定要从思想上克服民族虚无主义观点，切实在中医药的理论研究上下功夫，努力发掘祖国医学遗产，为医学科学发展做出新贡献。

一、中医特色为建设中医科的关键

中华人民共和国成立以来，中医事业在曲折中发展，从20世纪50年代的兴起，一直到十年"文化大革命"期间的衰落，再到十一届三中全会后的中兴，随着中医管理局的成立而达到高潮。道路曲折，除外因外，中医没有在发扬中医特色方面做出成绩，是未能获得巩固的一个重要因素。

要突出中医特点，归根结底最重要的一条，就是继承和发扬祖国医药遗产的精华，发挥其优势，防止中医西化，或废医存药。

中医学要发展，必须遵循人才学培养规律，要尊重知识、尊重人才，领导必须正确地培养、选用各种人才，建设一支通晓业务、热爱中医事业的骨干队伍。选拔其中有真才实学的人员分担病房、门诊、科研、教学等任务，形成以科主任为领导的科室人才队伍，保证方向正、业务精，充分发挥中医特色。

要保持中医特色，是我国卫生事业发展的客观规律所决定的。如果不能保持中医传统的特色，把具有完整理论体系的中医科学篡改得面目全非，中医还有什么存在的意义呢？

（一）什么是中医特色

整体观与辨证论治，是中医理论中的关键。祖国医学经过两千多年临床实践总结，归纳、演绎、推理出系统的医学理论。它的"天人相应"学说是机体整体观、机体与环境统一观的体现。阴阳、五行、八纲、脏腑、经络、气血津液等学说都充满了对立统一的辩证思维。体表与内脏，脏腑与五官，脏腑与脏腑之间在生理上密切相关、互相联系及在病理上相互关联和平衡调节，以及辨证施治的原则等，这些规律性的总结，确有其丰富的科学内容。

临床研究和文献研究是密切相连的，前者为后者的基础。中医经验的积累，中医理论的提出和发展，无不和临床研究密切相关。

保证贯彻整体观与辨证论治这两个基本观点，具体要体现在病历的书写上，对中医的望、闻、问、切，四诊八纲，舌苔、脉象，病因病机、理论方药，都要有完整的记录，对中医的病名、诊断标准要逐步统一。病历是记录疾病的演变过程、诊治情况和预后估计的档案，也是分析疗效、整理提高的依据，有利于医、教、研质量的提高。应该把辨证施治的准确率作为质量考核的主要内容，这是突出中医特色的要点。在此基础上，逐步制定诊疗常规、操作规范，才能使中医特色保持下去。

突出中医的护理特色，要从三个方面着手。一为以中医理论为基础，进行辨证施护；二要应用中药、针灸、推拿、按摩等传统的综合措施进行护理；三应以中医观点交代病人饮食宜忌，发挥食疗疗效。要做到这些，需要有计划地组织护士学习中医基础，晨会交班时要按中医的四诊八纲要求，叙述病情变化和填写交班报告、护理计划。要按中医要求制定辨证施护内容，逐步制定中医护理常规，并使其制度化、持久化。

（二）重视中药研究

中药是适应人体的自然药物，令世界瞩目。对于中药研究、应用，我们要注意以下三点。第一，严守中药规律。医赖药助，药靠医用。因此，既要解决中药工作后继乏人乏术和现有队伍业务水平提高的问题，又要克服轻药重医现象，及时解决中药工作者工作中出现的实际问题；并且要使中药炮制规范化，如洗、晒、筛、切、蜜炙、炼丹、浸、煎等的规范化，认真提高中药质量；还要广开药源，对急重病证需用的丸、散、膏、丹适量储备。第二，在给药途经上必须广开思路，按中医理论搞好剂型改革。第三，研究中药也必须在中医的理论指导下进行，切忌抛开中医理论研究中药的药理作用，分离提取有效成分，搞清结构，然后合成结构……形式上这是在搞中药研究，实质上是在搞植物药研究，与突出中医特色是背道而驰的，是拾了芝麻，丢了西瓜。

（三）加快人才培养

师带徒形式，是中医人才培养的特色之一。除了医学院培养新生力量外，师带徒适合我国国情，具有一定优点，也应发扬。培养名医要分等级，一般可分为"初学""中晋高""继承"三级，要订出具体要求与考核标准，要承认学历。近年来上海铁路局中心医院采取了老带中（继承老中医学术经验）、中带青（主治医带住院医）的梯队培养形式，前者侧重传授经验，解决疑难杂症，后者加强基础理论、基本知识、基本技能的训练，颇获效果。最近，我们把师带徒提高到带研究生的层次，不仅教医疗，也教科研，给予一定的科研任务，不失为有益的尝试。同时，我们也办了各种学习班，为培养人才做了一些切实工作。

（四）发展专科特色

中医古有十三科，为传统的特色专科，但有的专科已逐步失传，中央号召积极抢救小科。目下尚有可为者计内、外、妇、儿、眼、喉、骨伤、针灸、痔、推拿按摩等科。各科都具传统的综合措施与专科特长。如中医外科对疮疡、蛇伤、刀斧、跌仆等的综合治疗；痔科的挂线疗法、枯痔疗法；骨伤科的接骨、小夹板技术；喉科的手术与各种有效外吹药等，都有发扬意义。另外，中医在历史上就以擅治急症著称，张仲景的《伤寒论》、吴鞠通的《温病条辨》，皆是治疗急症的总结。历代医家在这方面积累了丰富的经验。西方医学东潮以前，急诊在中国只由中医来承担，有人说中医只能看慢性病，这种说法是不对的。十一届三中全会以来，中医在这方面也得到拨乱反正，各地都很重视，中医急诊研究颇有进展。

此外，中医的特色还包括择时治疗、体表诊断学等。这些都是反映中医特色的重要内容。

二、人才培养与病房建设

中华人民共和国成立后，大批中医人才进入医院工作，医院设置了中医病房，为中医系统观察病情、总结医疗效果创造了前所未有的有利条件，使中医学术有了新发展。后来由于病房设置等原因，中医在医院系统里逐渐处于从属地位，主要为门诊诊疗，接收病种愈来愈少，影响了中医学术的发展。历史经验告诉我们，一定要把中医病房切实办好，才能摆脱中医只在门诊看慢性病的局面；才能广收病种，系统观察不同疾病发展过程，总结经验，提高疗效；才能解决中医学院临床实习病种局限的问题，培养合格的中医人才；才能为中医应用现代科学技术创造条件，探索实现中医现代化的途径。综上，我们认为办好中医病房是加强中医基地建设的重点，对振兴中医事业意义深远，切不可等闲视之。

（一）要有一个明确的指导思想

保持和发扬中医特色，是在我国既有中医又有西医的历史条件下，中医机构继承发扬中医药学的正确指导方针。特色是一个学科存在和发展的重要标志。中医药学作为一门防病治病的科学，有一整套系统的知识结构和理论体系，在疾病的病因、病机、诊断、治疗方面具有自己的特色，与西医的理论体系截然不同。我们振兴中医，发展中医学术，必须保持、发扬中医特色，尊重中医药学自身发展的规律。中医病房是发展中医药学的重要基地，理所当然应以保持和发扬中医特色作为办好中医病房的指导思想。这几年来，上海不少医院的中医病房坚持以中医理论指导医疗实践，在急、重病方面取得了令人满意的疗效。现在不仅中医药治疗率达到70%以上，而且反映病房医疗质量的几个统计指标也都和西医同级病房的水平不相上下，甚至体现出优势。如上海铁路局中心医院西医内科每月的病床周转率为0.9次，中医内科为1.2次；平均住院日西医内科26.7日，中医内科23.0日；治愈率西医内科为78%，中医内科为95%；入、出院诊断符合率西医内科91%，中医内科94%。我们从实践中体会到，保持和发扬中医特色，是振兴中医事业的一项英明决策。

（二）要加速培养中医病房人才

当务之急，是必须加速培养一支在思想上、技术上过硬的中医病房人才队伍。培养人才，不可能只靠学校"一次完成"，还需搞好对在职人员的培训。对从医人员来说，在临床实践中学习，是增长才干、更新知识，跟上时代步伐的有效方法，从某种意义上说，其重要性大于在校学习。中医病房应对现有医护人员的知识结构进行全面分析，制订出人才培养规划，对不同层次的医务人员提出不同的要求。对老中医和副主任医师职称以上人员主要是创造条件让他们整理自己的学术经验，著书立说和培养中青年医生；对于中医基础理论较好，临床经验丰富的主治医师，则主要是给他们以更新专业知识的机会，安排他们进修和参加有关学术活动，同时鼓励他们形成自己的学术专长；对于中医基础知识较差，临床经验不足的住院医师，应将其列为在职培训的重点，培训方案主要应是学习中医。这是解决中医病房后继乏人、乏术的根本措施。

（三）要正确处理好保持并发扬中医特色与学习运用现代科学技术的关系

强调突出中医特色，并不是提倡"纯中医"，恰恰相反，这更要求我们要善于学习和运用现代科学的手段来提高和改进自己的诊疗手段，更好地为发扬中医特色服务。有人担忧中医应用现代科学手段，会丢掉中医特色，如"文化大革命"期间急于搞中西医合流，结果把中医特色丢了，造成大批中医病房的"西化"。前车之鉴，应当引以为戒。但我们不能采取消极态度，应积极吸取教训，正确处理发扬中医特色与学习和运用现代科学技术的关系。我们在实践中得出的结论是：只要创办中医病房的指导思想明确，在坚持发扬中医特色的前提下，学习、运用先进科学技术、手段，使其为我所用，就能使中医治病的思路更宽广，辨证论治水平提高更快，而绝不会导致中医病房"西化"。如上海铁路局中心医院病房近年来购置了脉象仪、血液流变检测仪、甲皱微循环显微镜、血小板聚集仪和分析天平等仪器，并配备了实验室科研人员，为开展中医科研工作服务，取得了满意效果。如"活血化瘀"科研专题，理论上倡导"久病必有瘀""怪病必有瘀"的观点，经过对一千多个病例的观察和检查，得到客观的数据，证实了这一理论；采用活血化瘀治则治疗"久""怪"之病，也疗效明显。据此撰写了《活血化瘀疗法临床实践》《餐芝轩医集》两书，其中，《活血化瘀疗法临床实践》一书，还获得云南省优秀科技图书三等奖。

（四）要切实加强病房的质量管理

衡量中医病房办得好不好，应有考核标准，主要有两个方面，一是中医特色，二是医疗质量。二者是互相联系的，没有质量也就谈不上特色，因此必须切实加强中医病房的质量管理。

第一，要建立健全一套能忠实记录中医理法方药、辨证论治特色的住院病历书写规范。按照卫生部关于中医住院病历的书写要求，抓住四诊八纲的辨证要点，在书写中要求做到全、细、严。全：即病史内容要全面、完整、准确记录、突出重点。细：即详细描述，细致检查，从四诊八纲要求出发，按中医《十问歌》内容，详细询问病史，既要有中医的望、闻、问、切，又要有西医的视、触、叩、听等记录。严：即严格要求，一丝不苟。

第二，要落实三级负责制。抓质量管理要落实到岗位责任制。而保证技术质量的前提，是要落实好三级医师负责制。上级查房要做到"四分析、一传授"，即分析病人主症，病因、病机、疾病转变、转归，辨证论治、理法方药；同时传授其临床经验和学术思想。上级医师要求严，则下级医师提高便快，病房质量便落到了实处。

第三，要实行辨证施护。护理人员一定要掌握中医基础知识，从病房实际出发，制订出适合中医病房特点的中医护理常规。要求人人达到五会：会辨证，要掌握八纲辨证要求，在临床上要辨明每个病人的阴阳、表里、寒热、虚实；会观察，要会切脉、观舌和察苔，按中医辨证要点观察病情变化和演变；会食护，掌握各科疾病的饮食宜忌，了解食疗对治病的作用，指导病人进行食护和食养；会急救，掌握针刺、外敷、灌肠、导泻等中医常用急救技术，配合医师进行抢救工作；会简易疗法，如中医外敷止血法、止呕法、止痛法、止汗法和利尿法等。

第四，要健全各项能反映中医质量的统计制度，达到质量管理制度化、常规化和标准化，如中医药治疗率的统计。中医治疗剂型多样，对综合治疗的病例，如外敷、熏洗、点滴、灌肠等皆分门别类地进行登记，既可促进中医特色具体化，又有利于科研资料的积累。对有中医特色的食疗、中医急救、疑难病讨论等，也应严格统计，这是提高质量与科研工作水平必不可少的手段。

第五，要编写好中医诊疗常规。中医由于师承不同，流派纷纭，不利于总结提高，故中医病房在一定的基础上，必须制订诊疗常规，使中医诊疗工作逐步做到常规化、标准化。

三、开展具有中医药特色的科学研究

如何搞好中医药科研工作，目前争论很多，观点尚难统

一。在长期的临床和科研实践中，我们深深地体会到，在科研中能否遵循中医理论体系，发挥中医药优势和特色，是中医药工作成败的关键。现就科研工作如何坚持发扬中医药特色略陈管见。

（一）继承与发扬相结合

医学要发展，必须进行科学研究，中医药学作为一门具有传统特色的医学科学，有其独特的理论体系和特点，它是中华民族长期同疾病做斗争的经验总结和理论概括。在它的一整套理论体系中，处处表现出理论思维的科学性、辨证论治的完整性、理法方药的系统性等显著特征，它为我们开展中医药科研奠定了坚实的基础。因此，要开展中医药科研，首先要做好继承，继承是发扬的基础，只有认真的继承，才能达到发扬的目的。以中医药科研选题来说，就必须紧紧围绕中医药基本理论这个中心环节，通过科学研究来阐明和发扬中医药基本理论的科学性，从而指导中医临床实践。

现在中医界本身也存在一种思想，认为"继承何时休"，一谈到继承，就斥之为守旧、封建。殊不知中医药文献浩如烟海，其中有无数宝藏有待发掘，中医药学是一个伟大的宝库，并不是一句空话。我们中医原有之学科成就，还远远未为阐明和验证。如《黄帝内经》涉及天文、气象、地理、哲学、社会心理等多学科，对我们目前开展科学研究仍具有十分重要的指导意义。特别是临床学科，可说是处处皆宝，张仲景的《伤寒论》、李东垣的"脾胃学说"、王清任的"活血化瘀"、叶天士的"温病理论"，都包含着无穷的科学内涵，难道这些我们都继承好了吗？都没有进一步研究探讨的必要了吗？若丢开这些中医基础，去侈谈发扬中医，无异于舍本逐末。搞出来的"成果"，也绝不能反映中医药的本来面目。

任何一门科学的发展，都是对已有科学的发扬和延伸，绝不是"另砌炉灶"，就如现代物理学离不开古典的牛顿定律一样。我们在继承工作中，首先必须克服"虚无主义"的错误倾向，因为对待一门科学，要做到认识它、理解它和发展它，首先必须学习它、研究它，了解其完整的理论体系和专用名词术语，了解其内在规律，绝不能仅凭主观臆断而斥之为"糟粕"。只有通过探求"未知"而使之成为已知，才是真正的科研态度，目前对《黄帝内经》和其他古典医籍的某些内容，我们还暂时不能完全解释，但随着科学的不断发展，通过我们深入研究，这些奥秘可能会得到阐明和发扬。只有这样，才能使中医药科研的选题范围越来越广泛，并真正反映中医药学特色，达到发扬中医药学的目的。为此，我们提倡在中医药科研中应遵循"系统学习、全面掌握、整理提高"的原则。

（二）传统理论与创新立异相结合

科学研究是一种认识活动，也是一项创新工作，因此，切忌低水平重复。因为任何一门科学都要不断在新的认识活动中，对原有传统理论进行发展，有所发明，有所创造，绝不能原地踏步。中医药学和其他学科一样，理论也要发展。我们反对墨守成规的本本主义，反对对传统经典咬文嚼字。我们认为要有所创新，必须在发掘中医传统理论的基础上进行，在临床实践过程中，提出新认识、新观点，否则所谓"创新"只是无根之木、无源之水，很难取得成果。

近年来，我们在"瘀血与衰老关系"的课题研究中有所体会。我们认识到人体衰老是一系列生理、病理过程综合作用的结果，其机制极为复杂，至今人类衰老机制之谜仍未完全解开，而中医药学在保健养生等方面具有一定优势，故衰老是一个极好的研究课题。但纵观文献，国内学者研究衰老都从"虚"证入手，认为人类衰老主要为脏腑虚衰所致。我们在长期的临床实践中观察到，"脏腑虚衰"，并不能完全反映人体衰老的本质，人体衰老时往往表现为虚中夹实，气虚血瘀。为此我们反复学习了中医学的气血学说，如《黄帝内经》中的"人之所有者，血与气耳""气血正平，长有天命"等，从中得到启发，大胆地提出了"人类衰老的机制在于气血失调，气虚血瘀"的新观点，并经过血液流变学、动物实验、临床试验等一系列研究，证实了这个理论的正确性，可谓从传统理论与创新立异相结合中小有所得。

在实践中，我们认识到要有所创新，必须充分发挥和重视现有中医文献的作用，及时掌握国内外中医药研究动态，从中找出空白领域，明确方向，选择题目，提出问题，用现有的知识和科学的手段进行调查研究，实验观察和综合分析，从而探求其本质，掌握其内在规律，取得新的认识、新的发明和创造，因此，既要重视传统理论，又要不断思考，大胆设想，提出新见，向边缘学科开拓。

（三）临床实践与理论研究相结合

中医药学具有高度的实践性，它的基本理论大都是通过临床实践，在获得实践经验后升华为理论的。因此，只有抓好临床实践，才能推动理论发展。众所周知，中医药的主要优势在于有卓越的医疗效果。临床疗效是中医学赖以生存和发展的基础，因此，如何认真总结和提高中医的临床疗效，是保持和发扬中医药特色的出发点和归宿，也是中医药科研的主要内容。

几千年来，中医药以其防病治病的显著疗效赢得了全民族的信赖，因而得以生存并逐步发展。我们研究的对象是中医中药，中医中药的内容是极其广泛的。学者们有的从中医某一理论问题入手，有的从中医某一辨证诊断方法入手，有的从中医某一治则或治疗方药入手，也有的从某一老中医独特专长经验入手等，无论从哪方面入手，都有一个如何发挥中医药特色的问题，因为我们的目的，实际上就是用现代科学知识和方法去整理研究中医并促进其发展，它是建立在已取得的临床普遍实践经验的基础上的，而绝不是"纸上谈兵"。所以，中医药科研首先必须从临床研究入手，运用现代科学方法，观察病例，肯定疗效，总结经验，掌握规律，然后再做实验研究，阐明其原理，上升为新的理论。

事实上，中医药有其传统的科研方法，就是临床实践与理论研究相结合的方法，它既符合中医药独特的客观规律，又有着严格的科学性，如李时珍的《本草纲目》，张仲景的《伤寒论》，既有理论，又有实践，它们均是卓越的科研成果。

当然，随着科学的飞速发展，科学实验已成为当代科学研究的重要手段之一，我们中医药学要发扬提高，也必须在大力加强临床研究的同时，高度重视理论研究和实验室研究，必须利用先进的科学技术来丰富我们的诊治手段，选择符合中医药学特色的实验方法，做到为我所用。否则，我们的研究方向就有可能偏离，而达不到发展中医药学的目的。

毋庸讳言，近年来中医科研工作有这么一种倾向，认为只有从小白鼠到大白兔的实验才是真正的科研，因此，有的搞中医基础研究和理论探讨的同志不是从临床所碰到的问题、发现的现象或显露的端倪出发，也不考虑结合临床实际，而是习惯于从书本到书本，从实验室到实验室。同时，在中医药科研成果评审中，评审者也往往以西医药学的理论规范和方法来评价中医药科研成果，使得长期从事中医临床而确实有独到经验的中医学者，特别是占全国中医机构70%以上的基层医疗单位，由于缺乏一定的实验条件，其科研成果得不到承认。反之，一些根本不懂中医的人，通过对一味药的研究，或者利用一些先进仪器，罗列出一些数字，配上一两句中医经典，却成了中医药科研成果获奖者。长此下去，中医药科研将"名存实亡"，振兴中医、提高中医临床疗效将变为泡影，这一问题将直接危及中医的生存和发展，不能不引起我们中医药界同仁的高度重视。

第二讲　活血化瘀疗法之理论探讨与临床实践

活血化瘀疗法是祖国医学独特的治疗方法之一，它是在我国人民和疾病长期做斗争的过程中，逐步形成和发展起来的。近年来，在临床上的广泛应用和在实验研究及理论探讨方面取得的良好成果和进展，使这一宝贵的医学遗产得到新的发扬。

一、祖国医学有关瘀血的记载

"瘀血"二字，始见于《金匮要略》"惊悸吐衄下血胸满瘀血病"篇中，但有关瘀血的论述实起源于《黄帝内经》，如《灵枢》中之"恶血"即为瘀血的最早记载，历代医家根据各自的经验，给瘀血提出了不同名称，如张仲景称为"蓄血""干血"，巢元方称为"留血""稽血"，朱丹溪称为"死血"，张景岳称为"衃"，王肯堂称为"污秽之血"，尤在泾称为"血积"，唐容川称为"离经之血"等，这些名称提示了瘀血包括血管内瘀血、血管外瘀血以及血液成分异常等几种不同性质和状况，从而丰富了瘀血学说的理论和治疗方法。

有关瘀血的病机、表现和治则，早在《黄帝内经》中就有较详细的记载，如《灵枢·五邪》中"邪在肝则两胁痛，寒中，恶血在内……"，《素问·调经论》中"寒独留则血凝泣，凝则脉不通"，《素问·阴阳应象大论》中"血实宜决之"，《素问·至真要大论》中"疏其血气，令其调达而致和平""坚者削之，结者散之，留者攻之"。这些论述，为后世发展瘀血学说奠定了基础。药物方面，在我国现存最早的中药学专著《神农本草经》上就载有具有活血化瘀作用的药物数十种。至汉，张仲景总结先人经验，首先提出"瘀血"的名称，并在治疗蓄血、血痹、虚劳、癥瘕、产后腹痛等疾病中，首创瘀血的辨证论治和方剂，这些理论和实践对后世影响深远，故张仲景可谓是瘀血学说的创始者。此后，诸如《诸病源候论》《千金方》《外台秘要》《圣济总录》《普济方》等书，在瘀血的理论、方剂、药物方面都有一些创新，但瘀血学说的中兴时期是在清代，有三位医家对此做出了重大贡献。

其一是叶天士，他认为经主气，络主血，初病在经，久必入络，提出了"久病入络"的理论，创立了用通络药物治疗痹证、痛证、郁证、积聚、癥瘕、噎膈、便秘及多种妇科病证的方法。特别是使用蜣螂、地鳖虫、水蛭等虫类搜剔瘀血，对后世医家颇多启发。叶氏对血证的治则是"入血就恐耗血动血，直须凉血散血"，应用清热化瘀的方法治疗出血病证的观点影响深远。近世在治疗弥漫性出血等疾病中，此法颇有临床意义。

其二是王清任，他是一位重视实践的学者，他在详细观察人体结构的基础上，认识到瘀血是多种病证的致病因素，从而创立了血府逐瘀汤、少腹逐瘀汤等二十二首活血化瘀方剂，临床效果卓越，他的著作《医林改错》是一部活血化瘀疗法的专著，对瘀血的病因、病机、诊断和治法都有较为系统的论述。"治病之要诀，在明白气血"是他的治学中心思想。

其三是唐容川，他在所著的《血证论》一书中，对瘀血引起的病证作了详细记载，并提出"一切不治之症，总由不善祛瘀之故"，尤其在化瘀与止血关系上，强调祛瘀与生新的辩证观点，主张"凡吐衄，不论清、凝、鲜、黑，总以祛瘀为先"，极大地拓宽了活血化瘀疗法的应用范围。

瘀血学说随着历史发展逐渐形成一门独立学说，为祖国医学的伟大宝库增添了丰富内容。清代的学者，特别是王清任，居功甚伟。在伟大的社会主义时代，中医药工作者由于积极贯彻党的中医政策，广泛开展中西医结合工作，使得瘀血学说有了空前发展：用西医学的观点和方法对瘀血实质的研究不断深化，活血化瘀疗法普遍运用于各个系统疾病的治疗，取得了许多前所未有的成果，进一步深入研究瘀血学说及活血化瘀治则，已成为我国医药学研究的一个重要课题。

二、瘀血的概念及病因

祖国医学认为，血液循经而行，环流不息，周而复始，濡养全身。若脉道受内外各种致病因素的侵袭，影响了血液的正常功能和流通，或体内存留离经之血，或脉中有污秽之血，即可形成瘀血证。如心血瘀阻可出现胸痹疼痛；肝气郁久，气滞血瘀，可形成癥瘕；瘀阻脉道，迫血妄行，可致各种出血；血瘀下焦可出现少腹疼痛，妇女则可停经或痛经；血瘀经络则关节痹痛、半身不遂；瘀血内蓄可使久病缠绵不愈，或产生癫狂、性情变化等神经系统或若干精神症状。中医学的瘀血证可见于西医学的多种疾病中。

瘀血之病因，有以下几方面。

（一）气

气滞或气虚均可导致血瘀。血的运行全靠气来推动，即所谓"血随气行，气为血帅"，气机不畅或停滞，就会影响血液运行而致瘀血。《沈氏尊生书》说："气运乎血，血本随气以周流，气凝则血亦凝矣。"《奇效良方》云："气塞不通，血壅不流。"以上指的都是气滞血瘀，临床常见肝郁气滞症状，此症状在慢性肝炎、神经衰弱、神经官能症，妇科疾患中多见。王清任谓"元气既虚，必不能达于血管，血管无气，必停留而瘀"，指的是气虚血瘀，气虚血瘀在脑卒中后遗症、心肌炎后遗症中多见。

（二）寒

血遇寒则凝，凝则成瘀。《黄帝内经》云："寒邪客于经脉之中，则血流不畅。"王清任谓："血受寒则凝结成块。"外寒可以致瘀，阳虚所生之寒也可致瘀，即所谓"阳虚血必滞"。寒凝血瘀在风湿性关节炎、血栓性脉管炎、妇科痛经、不孕症等疾病中多见之。

（三）热

热邪侵犯，煎熬血液，或热迫血动而溢出脉外，也可致瘀。《金匮要略》曰："热之为过，血为之凝滞……"王清任谓："血受热则煎熬成块。"朱丹溪谓："血受湿热，久必凝浊。"戴天章谓："时疫转裹而后，瘀血最多。"热邪致瘀在临床常见于流行性脑脊髓膜炎、流行性出血热、重症肝炎以及血液病等疾病中。

（四）外伤或出血

跌打损伤可致脉络受损，血不循经溢出脉外而成瘀血。《黄帝内经》云："人有堕坠，恶血留内，腹中胀满不能前后。"《正体类要》谓："肢体损于外，气血伤于内。"凡出血为离经之血，也为瘀血。唐容川谓："吐衄便漏，其血无不离经……既是离经之血，虽清血鲜血亦是瘀血。"瘀血影响血液畅行又是出血原因。此种瘀血临床上常见于创伤，局部青紫、疼痛和各种出血疾病。

（五）久病必有瘀，怪病必有瘀

我们在临床中注意到，一些久治不愈的慢性病与诊断不明的复杂罕见疾病都具有瘀血指征，经过活血化瘀疗法的治疗，取得了较好的疗效，我根据实践，提出了"久病必有瘀""怪病必有瘀"的观点，此观点有待进一步探讨。

近年来，随着对活血化瘀疗法研究的深入，得出了血瘀证的西医学解释：在一定的外因和内因条件下，由于机体心脏、血管、血液发生组织学、生理生化、生物物理学的改变，致使血液流动缓慢或停滞，或血液离开血管产生瘀滞，血液由动态变为静态，这是血瘀证的基本环节，也是它们的共性。在病理生理上表现为血液循环障碍和受累组织的损害，以及组织细胞的炎症、水肿、糜烂、坏死、硬化、增生等继发性改变。故血瘀证应包括血流不畅或停滞，血液循环障碍的发生、发展及其继发变化的全部病理变化过程。

（六）其他

某些特殊病史与瘀血有关，如手术史、月经异常以及产后均可致瘀。

三、活血化瘀疗法的临床应用

近年来，活血化瘀疗法已被广泛运用在各个系统的疾病中，并取得较好疗效。兹将临床应用体会结合有关文献概述如下。

（一）对心血管系统的影响

中医学文献上早有"胸痹""真心痛"的记载，其表现类似于冠心病、心绞痛、心肌梗死。《黄帝内经》说"血凝而不流""脉涩则心疼""血之与气并走于上，则为大厥，厥则暴死，气复返则生，不返则死"，认为气滞血瘀是引起这些病证的原因，这一观点与现代研究发现的急性心肌梗死的发病是由于心肌小血管内血小板聚集，造成微循环障碍，影响心肌的供血供氧的原理颇为雷同。国外报道在 81 例冠心病猝死者的尸检中，发现其心外膜动脉中的血小板聚集物与心肌内含聚集物的小血管数，比死于其他疾病者要多，证实其病理确与瘀血相似。我们已将活血化瘀疗法广泛运用于冠心病、心肌梗死、心源性休克、心绞痛、缺血性脑卒中、充血性心力衰竭等疾病，并初见成效。

经有关单位对活血化瘀药物的临床观察和实验研究，证实其确有畅血、通络、止痛的作用，能改善缺血、血栓、出血、血凝等病变，增加冠状动脉血流量，抑制血栓形成，增强纤维蛋白溶解活性，同时还有降低血脂的作用，从而起到缓解心绞痛、防止脂质斑块形成或促进其消退的作用。药理研究证实这些作用与这类药物含有黄酮类化合物有关。

近年常用于治疗冠心病的中药如毛冬青、丹参、川芎、红花、郁金等都是活血化瘀类药物。临床发现冠心病、心绞痛、心肌梗死或其他各种心肌病，多数由于心阳不振，或心气虚衰，从而导致血脉不和，血液凝滞，属本虚标实之证。用活血药能使症状缓解，但欲改善心肌功能或控制疾病发作，须加用益气补阴之味，才可巩固疗效。如治疗冠心病常用的复方由葛根、川芎、丹参、赤芍、山楂、石菖蒲、决明子、降香等组成，能较快地缓解症状。加党参、黄芪，则能使体力恢复，疗效持久，后此方被命名为"益心汤"。此方加减：脉迟缓者加附片、桂枝；心阴不足者加生脉散；有痰湿的加瓜蒌、薤白；心绞痛者加参三七、血竭，共研细末，和匀，每服 1.5g，一日 3 次。以大剂量活血化瘀药物治疗风心病、肺心病之心力衰竭病人，能使症状缓解，获得近期疗效。

活血化瘀药物虽已广泛施用于心血管系统疾病，但还须在辨证与辨病相结合的原则下进行，如气虚加补气药、气滞加行气药等。配伍归经方面，可用石菖蒲引经，使症状较为迅速地缓解。在辨病用药上，琥珀有纠正心律、镇静催眠作用，可用于冠心病、老年性精神病的心悸怔忡，或心烦意乱，彻夜不寐者；生山楂配决明子可降脂降压；黄芪配党参，可增强心肌功能，恢复心脏功能。

（二）对血液系统的影响

中医学的血液学说与西医学之血液系统有较大关系。瘀血指血液循环障碍而致的病变，故与血液系统病证颇多联系。如常见的出血、肝脾肿大、胸骨疼痛等症状，中医学认为邪在血分，为瘀血胶滞所致。近年文献报道，有以血凝机制来解释再生障碍性贫血等血液疾病，以活血化瘀药物治疗缺铁性贫血、再生障碍性贫血、血友病、白血病等均有一定疗效。日本《汉方之临床》杂志报道用《沈氏尊生书》方（由当归、川芎、威灵仙、白芷、防己、黄柏、南星、苍术、羌活、橘皮、红花、生姜组成）治过敏性紫癜多验。浙江省中医药研究院等单位用桃红四物汤加虎杖、丹参治疗白细胞减少症 22 例，有效率 68.2%，治疗中有 15 例原来血小板较低，经治疗血小板有明显升高。某空军飞行员患血小板减少症，经激素治疗无效，投以此方，血小板由 $10 \times 10^9/L$ 升至 $70 \times 10^9/L$ 左右，疗效满意。这些资料说明活血化瘀药物对复杂的网状内皮系统有一定影响，可能是由于其对细胞的生成具有调节作用。

雄黄是一味活血软坚、杀虫解毒的中药，我在 1958 年治疗疟疾病人时，在处方中用了雄黄伴炒茯苓，结果发现病人的白细胞逐日降低，为了探讨雄黄是否能抑制白细胞，以后即将其用于白血病，发现有一定疗效。药理研究表明，雄黄含三硫化二砷，可以抑制巯基酶系统，通过影响细胞代谢而对生长迅速的细胞，如肿瘤细胞等有抑制作用。以雄黄、莪术、青黛为主制成的抗白一号，用治白血病有较好效果。以雄黄为主的复方，对真性红细胞增多症、血小板增多症，也有控制作用。近年来各地多以雄黄为主制成抗白血病药物，不乏成果。临床还发现三棱、莪术、马鞭草等活血药具有抑制白细胞的作用。此外，我在临床上还用以活血药为主的消瘰粉外敷治疗慢性白血病脾肿大 9 例，有效率 90%，可贵的是病人血象也随脾肿大的减轻而下降。

对于出血的治疗，中医学早有"血无止法"的观点，古人对瘀血之病理，主张祛瘀而后生新，具有临床指导意义。例如《黄帝内经》有四乌鲗骨一藘茹丸，组成为乌贼、雀卵、鲍鱼、茜草。主治胸胁支满，妨于食，出清液，唾血，四肢清冷，目眩，前后阴流血，此得之年少时有所大脱血。茜草即为活血化瘀药物。瘀血内阻使血行不循常道而发生出血，离经之血不仅阻碍新血之再生，且会加重经络阻滞而使出血不易停止。故何梦瑶在《医碥》中谓："凡血妄行瘀蓄，必用桃仁大黄行血破瘀之剂，盖瘀败之血，势无复返于经之理，不去则留蓄为患，故不问人之虚实强弱，必去无疑，虚弱者加入补药可也。"言简意赅。治疗弥漫性出血疾病及大小出血诸证时，于凉血止血中加散血之味，其效较著。忆四十年前，我应学生吴某之邀，为其父诊治大咯血，咯血盈盆盈碗。经投犀角地黄汤两帖不效，意颇惶惑，思索再三，后乃加生大黄一味，一药而瘳，遂引以为训。多年来我在临床中体会到，治出血证须注重化瘀，活血药并非出血性疾患的禁忌，相反还可对止血起促进作用。出血性疾病和血瘀关系密切，不仅在瘀血证中多有出血现象，而且出血者亦多挟有血瘀表现。活血化瘀疗法能起到止血而不留瘀的目的，如唐容川云："经隧之中，既有瘀血踞住，则新血不能安行无恙，终必妄走而吐溢矣，故以去瘀为治血要法。"语多中肯。为此，我治疗血证，常以化瘀为基础，辨证施治，结合清热降火（如大黄或紫雪丹）、益气降气（前者用参芪，后者用降香）之味，并总结出降气化瘀、清热化瘀、益气化瘀三个法则，用于各种血证，颇为应手。

活血化瘀疗法对异型输血的治疗，亦开辟了新的途径，曾治剖宫产手术中异型输血引起急性肾功能不全一例，病人肝脏及心脏严重损伤，经从瘀热挟时燥入营立法治疗，最终痊愈。这一病例启示我们，瘀血与弥散性血管内凝血似有同一本质，活血化瘀疗法能阻断弥散性血管内凝血，可治疗异型输血所引起的一些病变。

（三）对神经系统及精神疾病的影响

祖国医学早有瘀血与神经系统及精神疾病有关的记载，如《黄帝内经》曰："血上逆则妄，血下蓄则狂。"《仁斋直指方》谓："凡神志昏昏，悼狂冒闷……谵语多汗，甚至四肢厥冷，懵不知人，不问男子妇人，皆血症耳。"文献上亦有血虚产生精神症状的记载，如《黄帝内经》曰："血有余则怒，不足则恐。"《医学正传》提出："癫为心血不足。"临床上血虚、血实均可引起精神异常。故用活血化瘀疗法则还必须辨证论治，方可取得应有的疗效。根据临床报道，以活血化瘀法治疗脑血管病及脑缺血疾患，包括脑供血不足、脑血栓或脑栓塞、脑出血的恢复期和后遗症以及脑缺氧、脑或脊髓粘连性蛛网膜炎都有较好疗效。如《中医杂志》曾报道以通窍活血汤治疗一例脑炎后遗症，病人智力差，错话，并有痫证等，间日一帖，连用一年，症状次第消失；还有以益气化瘀法治疗多发性神经炎或多发性神经根炎引起的弛缓性瘫痪，以牵正散加当归、川芎、鸡血藤、地龙、黄芪治愈面神经麻痹的报道。这些资料足以说明活血化瘀疗法能改善大脑血液循环与神经营养代谢，并具有恢复大脑功能的作用。

临床常见的神经官能症、神经衰弱，大都具有瘀血指征，如常见的失眠症，多由于病人心情不舒，肝郁气滞，而致血瘀，从而引起心肾不交，这类病人服一般镇静药往往无效，投血府逐瘀汤多验。病人反映，服药后感觉如酩酊状，入睡极为舒适。我用此法治愈多例顽固性失眠病例。初剂即效，且不乏根治者。此类病人多属阴阳乖违，用活血化瘀疗法平衡气血，易于获效。故尝谓活血化瘀疗法为"衡法"，本法可平衡气血，使症状缓解或消失，能广泛施治于各个系统的疾病，也能反映中医治病的根本思想。临床上我还以血府逐瘀汤合生铁落饮或磁朱丸治疗精神分裂症、自主神经紊乱、偏头痛等多例，皆有一定疗效。用治顽固性头痛则将方中的川芎剂量加大为15g，甚至30g，多效。或加全蝎、蜈蚣等分研末另吞，每服1.5g，收效颇捷。另一方法是以桃红四物汤加川芎量至30g，并加羌活12g，止痛效果亦好。治三叉神经痛亦以此方为基础，加川乌、草乌各4.5g，细辛3g，亦有近期疗效。在治疗各种头痛的辅助药物中，可以石楠叶、蜂房、乌梢蛇与望江南随症加减。

临床我还用龙马自来丹治疗坐骨神经痛、肩关节周围炎、神经炎、关节炎以及神经痛等，具有一定疗效，获得根治的亦复不少。原方源出《医林改错》，我临床体会此方止痛效果较好，一般在服药一周后症状即有好转。

通窍活血汤治疗雷诺病、神经性耳聋、神经性呃逆等多验。近来有人报道以丹参一味或复方丹参酊防治癫痫；治老年性痴呆、脑动脉硬化性精神病，日服丹参30g，煎服二汁，精神兴奋者，每次加服琥珀粉1.5g，疗效满意。运用活血化瘀疗法预防精神分裂症复发，一月十帖或间日一帖，也有一定作用。以上资料表明，临床用活血化瘀疗法治疗某些精神病以及神经科的各种器质性和功能性疾患，均有较好疗效。

（四）对肿瘤的影响

中医学认为，肿瘤主要系气血失调，气滞血结，肿大成积，留而不去所致，见于癥瘕、积聚、恶核、乳岩等病中。治疗上常用调肝破气、活血化瘀、软坚散结、攻逐血积等治则。赤芍、川芎、红花、郁金、延胡索、川楝、乌药、乳香、没药、丹参、当归、大黄、水蛭、虻虫、三棱、莪术、水红花子、石见穿等活血化瘀药物，经动物实验证明，均有一定的抗癌作用。

近年来，活血化瘀疗法已广泛应用于各种癌症，如湖南中医药研究所以活血化瘀疗法治疗巨骨细胞瘤、三叉神经瘤与肺部鳞状细胞瘤各 3 例，存活时间皆达 5 年以上。他们认为，活血化瘀治疗的作用，在于增加血流量，改变机体血凝状态，使肿瘤细胞处于抗癌药物及机体免疫功能的抑制下，藉以提高临床治疗效果。故无论何种肿瘤，用活血化瘀疗法都可有一定作用。

中国中医研究院（今中国中医科学院）治疗消化道肿瘤用散消丸（丹参、归尾、桃仁、乳香、五灵脂、甲片、蒲公英、白及），结合黄药子、蚤休、山豆根、夏枯草、白鲜皮、败酱草等，有一定疗效。

在妇科肿瘤方面，旅大市妇产科医院（今大连市妇幼保健院）等采用莪术注射液治疗宫颈癌 209 例，痊愈 52 例，占24.8%；沈阳医学院附属医院采用抵当汤（水蛭、虻虫、桃仁、大黄）及宫颈一号方（黄芪、当归、三棱、莪术、知母、水蛭、穿山甲、桃仁、鸡内金、香附、党参），配合外用药治疗宫颈癌，治愈 8 例，存活 5 年以上者 15 例。还有以莪术注射液治疗白血病，以三棱莪术注射液结合中药复方治疗原发性肝癌，这些治疗都有一定的临床效果。以黄药子治疗横纹肌肉瘤和甲状腺瘤的病例报道，亦复不少。活血化瘀疗法在治疗晚期肿瘤方面也有一定作用，如上海市肿瘤医院以莪术、山慈姑等为主组成的抗癌合剂一号，配合其他中西医疗法，治疗各型晚期肿瘤 160 例，提高了疗效，延长了病人生命。

据有关资料分析，活血化瘀药物之所以能治疗肿瘤，其原理可能是：①活血化瘀药物能防止或破坏肿瘤周围及其病灶内纤维蛋白凝集，能改善肿瘤组织的微循环，增加血流量，使抗癌药物和免疫活性细胞易于深入瘤内，从而杀灭肿瘤细胞；②增强单核细胞的吞噬活性；③直接作用于肿瘤细胞的代谢过程。

（五）对皮肤病的影响

皮肤病常见的症状，如色素变化、感觉异常（痛、瘙痒、麻木）、皮肤变质等，均为瘀血指征。故近年来活血化瘀疗法已成为治疗皮肤病的主要方法之一。

中国医学科学院应用活血化瘀法治疗全身性硬皮病 104 例，绝大多数病例都有不同程度的好转，其中 30 例恢复了工作。他们还以当归、赤芍、独活、桑寄生、红花、仙灵脾、地骨皮等随症加减，治疗局限性硬皮病也获得一定疗效。中国医学科学院首都医院（今北京协和医院，下同）用活血化瘀方治疗结节性红斑 25 例和硬红斑 8 例，病情多属反复发作，病程较长，最短者 1 年，最长者 26 年，结果全部有效。中国中医科学院广安门医院外科也用活血化瘀方治疗下肢结节性疾病 58 例，有效率 96.6%。上海华山医院以活血化瘀疗法治疗

801 例银屑病，有效率为 50% ~ 80%，他们还用牛膝、穿山甲、桃仁、红花等治疗病毒性赘疣，也取得较好疗效。内蒙古医学院（今内蒙古医科大学）附属医院用蒲黄、五灵脂、丹参、桃仁、蝉蜕、红花、赤芍、白芍、香附、荆芥、防风、枳壳、柴胡等治疗白癜风，一般连服 4 个月获效。这些资料说明瘀血与皮肤病存在密切关系。

我曾治脸部色素沉着 1 例，拟诊为艾迪生病入院，用活血化瘀药物加麝香另吞，色素一度转淡，但停药后又逐步加深，病人已失去治疗信心。翌年，该病人因人工流产引起大量阴道出血，不意延绵多年之顽疾，竟不药而瘳。后我以活血化瘀方药治疗多例色素沉着，皆取得一定疗效。治皮肤毛细血管充血或红疹、紫癜、顽固性荨麻疹，我根据古人称红纹、血缕、红点皆属血瘀之说，从瘀血论治，经治皆有效果。

（六）对其他方面的影响

1. 抗感染方面

在控制感染性疾病时，适当配活血化瘀药物可促进疗效。近有资料表明，某些活血化瘀药物具有抗感染作用，经药敏试验，证明川芎对宋内痢疾杆菌及伤寒杆菌有抑制作用；丹参、茜草、紫珠草、苦参、大蓟等都具有抗菌作用；黄药子、赤芍、川芎、紫草等具有抗病毒作用。我在临床治化脓性感染时，于清热解毒药中加活血化瘀药物，发现其效果较著，曾治多例血栓闭塞性脉管炎，无论急性发作者还是慢性病人，都于清热解毒药中加活血软坚之品，疗效甚捷。治疗静脉炎、静脉栓塞、深肢静脉炎等症，亦具同样体会。

2. 与增生组织病变之关系

近年来，用活血化瘀法治疗烧伤瘢痕获得了较为满意的效果，它能使瘢痕消失或减轻，有的病例的关节功能亦有不同程度的恢复。组成中含有活血药的人参鳖甲煎丸能治疗肝脾肿大，可用于人工流产，对于早期妊娠者，用其流产颇多成功，治妇人闭经，亦有验案，用法为每服 6g，一日 2 次。《新中医》报道以当归、丹参、艾叶、川芎、黄芪、白术、丹皮、香附等治疗子宫肌瘤，47 帖见效。用活血化瘀疗法结合针刺关元、归来、中极治子宫肌瘤，亦有验案。

3. 与急腹症之关系

活血化瘀疗法是治疗急腹症的有效方法之一。中国医学科学院研究了川芎、红花的解痉作用，发现川芎生物碱和红花的一种提出物的解痉效力与罂粟碱相似。因活血化瘀药物不仅止痛，且有消炎、软坚等功效，故在急腹症的运用上颇为合适，如遵义医学院（今遵义医科大学）治肠梗阻的硝菔通结汤与理气宽肠汤，天津市南开医院治急腹症之基本方活血化瘀汤，组成大都为活血化瘀之品，疗效颇好。

4. 与肝炎之关系

上海中医药大学以下瘀血汤加减（大黄、桃仁、地鳖虫、当归、赤芍、玄胡、丹参等），治疗慢性肝炎 36 例，药后有三分之一的病例肝脏缩小，黄疸明显减退，近半数腹水消退，肝功能好转。临床发现，急、慢性肝炎，迁延性肝炎，肝硬化都具有不同程度的瘀血指征，在辨证施治的基础上，加用活血化瘀药物确有一定的临床效果。于复方中，针对实验室检查，选用红花、桃仁、地鳖虫、土茯苓、泽兰、败酱草、大黄、牡蛎、丹参、穿山甲、延胡索、鳖甲煎丸等，能退黄、降酶、止痛、软坚。以广犀角为主治疗乙型肝炎多例，获得肝功能好转，乙型肝炎抗原转阴之效，有一定探讨价值。

5. 与眼科之关系

活血化瘀疗法在眼科疾病治疗中具有重要地位，北京医科大学（今北京大学医学部）治疗视网膜中央静脉阻塞30例，早期以滋阴降火，凉血止血为主，佐以活血通络，晚期以活血化瘀为主，佐以凉血止血，有效者27例。中国医学科学院首都医院治疗视网膜静脉阻塞120例，治法初期以清热凉血止血为主，辅以化瘀，数日后则以活血化瘀通络为主，辅以清热明目，选用血府逐瘀汤或桃红四物汤加味，观察时间较长的107只患眼中有效率为77.6%。江西赣州市中医院用活血药治疗中心性视网膜脉络膜病变、眼神经麻痹、视网膜静脉周围炎、玻璃体混浊、晶状体混浊、角膜溃疡、角膜瘢痕、翼状胬肉、假性胬肉、睑裂斑、慢性结膜炎、球结膜下出血、睑板腺炎等眼科疾病，都有较好疗效。他们还以之治疗视神经萎缩、视网膜色素变性，眼内外肿瘤等，亦有较好的效果。我在治疗眼科疾病时，常在辨证的基础上，参入活血化瘀药，如治眼底出血性疾病多例，于平肝熄风药物中加入生蒲黄等药，结果出血吸收快，不留痕迹，不影响视力，确有良效。

6. 与妇科之关系

山西医科大学用活血化瘀药物为主的宫外孕一号方或二号方治疗宫外孕709例，其中约90%的病例取得了较好疗效，使病人免除了手术的痛苦，保存了一定的生育能力。上海第一医学院妇产科医院（今复旦大学附属妇产科医院）以三棱、莪术、赤芍、皂角、甲片、柴胡、失笑散等加减治疗 14 例子宫内膜异位症，80% 有效。中国医学科学院首都医院用活血化瘀法治疗盆腔炎 127 例，包括结核性盆腔炎，急、慢性细菌性盆腔炎等，全部有效。上海卢湾区中心医院根据祛瘀生新的理论，用生化汤加失笑散治疗人工流产及流产后余血未尽者 104 例，均取得了一定效果，服药后 4~9 天血止，还能促使残存的胎盘组织排出体外。有报道称，用莪术挥发油制剂治疗宫颈糜烂 116 例，总有效率为 98.2%，治愈率 56.9%。我曾以活血化瘀法治疗附件炎、痛经、不孕症多例，常以少腹逐瘀汤或生化汤为主，颇有疗效。我还根据古人治崩漏经验，即所谓"起初止涩、久病即通"的原则，用活血化瘀法治疗多例子宫功能性出血，皆取得较为满意的效果。

7. 其他

活血化瘀法近年来广泛运用于临床，不断有新的发展。如山西省中医研究所报道，以益肾汤（当归、赤芍、川芎、红花、益母草、丹参、桃仁、紫花地丁）治疗 64 例慢性肾炎，完全缓解 31 例，部分缓解 21 例，乌鲁木齐市中医院以活血化瘀方（当归、川芎、赤芍、红花、丹参、益母草等）治疗 47 例慢性肾炎，痊愈者占 76.56%，显效者占 12.76%，总有效率 95.73%。中国医学科学院首都医院用活血化瘀中药预防 ABO 型新生儿溶血症 12 例，全部有效。中国医学科学院流行病研究所采用血府逐瘀汤加连翘、白芷、瓜蒌、麦冬治慢性期布鲁菌病 131 例，痊愈和基本痊愈者占比达 73.3%，有效率为 93.9%。他们在治疗过程中，强调必须辨证论治，并提出，活血化瘀的同时加用扶正药物能提高疗效。某些自身免疫性疾病用活血化瘀治疗后，也有可喜的效果，如治疗系统性红斑狼疮多有疗效；也有将活血化瘀药物施治于肾移植后排斥现象的有效报道等。

上述资料表明，活血化瘀疗法的运用相当广泛，而实际的可用范围还不止于此。我还在临床观察的基础上，提出"久病必有瘀""怪病必有瘀"的观点。临床效果显示，活血化瘀疗法的作用可概括为"平衡气血，调整阴阳"，从而可称之为"衡法"，这就大大扩展了辨证论治的范围。国内有关资料总结了活血化瘀的治疗原理，认为其可能与以下几个方面有关：改善血液循环，特别是微循环，藉以促进病理变化的恢复；改善血液理化性质，调整凝血及抗凝血系统功能，防止血栓及动脉硬化斑块的形成；改变毛细血管通透性及增强吞噬细胞的吞噬功能，以减轻炎症反应，促进炎症病灶的消退；增强吞噬细胞的功能活性，改善血液循环及神经营养，以促进损伤组织的修复；抑制结缔组织的代谢，以促进增生性病变的软化和吸收；降低功能反应性；调节血流分布与改善心脏功能。

四、活血化瘀药的分类与配伍方法

活血化瘀疗法的临床运用，是通过具有活血化瘀功效的药物和方剂来体现的。因此，对其常用方药的认识，是探讨活血化瘀疗法的一个重要内容。

（一）活血化瘀药物分类与效能

运用活血化瘀药物，要注意两个问题。第一，要掌握药物的特性。活血化瘀药物除具有通行血脉，畅流血液，消除瘀滞的共有作用外，每味药还兼有其他不同的特有功效，根据临床效果，可分为止血，消癥，通络，行气，利水，养血，凉血等七种类型。不仅如此，还应该掌握药物之属性。寒热温凉等性质不容忽视。寒者热之，热者寒之，是中医治病的基本法则，如常用治冠心病的毛冬青，因系凉血活血的寒性药物，故用于寒性症状的病人效果就不好，相反，温散之川芎用于热性冠心病病人就易产生亢进症状。还有一些药物对某些疾病或部位具有敏感特性，如消癥除痞之三棱、莪术、阿魏；治囊肿之黄药子、刘寄奴；如瘀血在上部用川芎、下部用牛膝；瘀血入心用郁金、在肝用泽兰等，掌握这些药物特性，以期用药准确。第二，用活血化瘀药物不能离开辨证论治的基本精神，不能离开理法方药，掌握了药性，还要掌握医理，否则会有废医存药之弊，把具有丰富内容的活血化瘀疗法简单化、公式化，一见某病，即用某药，对号入座，是不会取得满意疗效的。

1. 活血止血药

这类药物既能活血，又可止血，适用于由出血而引起的瘀血证，或血瘀造成的出血，具有止血而不留瘀的特点。根据药性不同，又可分为寒性药与温性药两类。

寒性药：适用于实热证之出血。

侧柏叶：苦、寒，入肺、肝、大肠经。凉血散瘀，祛风利湿。既可活血又能止血，止血效果较好。曾以之与当归组成生发丸治脱发症，除脂溢性脱发外，其他均有一定疗效。文献报道以新鲜者浸入酒精，七天后取擦头部治脱发有效。近年来用于慢性气管炎，有止咳，祛痰，消炎之功效。

地榆：苦、酸，微寒，入肝、大肠经。活血止血，清热解毒。用于各种出血，均有良效，善除下焦之热，能治赤带及菌痢脓血甚者，炒用敷治烧烫伤，颇效。《本草选旨》称："以之止血，取上截炒用，以之行血，取下截生用。"事实上生用亦能止血，用炒往往是减少寒性，以利胃部吸收。

槐花：苦、微寒，入肝、大肠经。能治多种出血，防治高血压，动脉硬化。我在临床用其新鲜者捣敷两太阳穴，能防治颅内出血；临床还用作抗过敏药物以治疗荨麻疹等皮肤病；与地锦草同用治糖尿病，有控制血糖作用；配连翘、红枣治血小板减少性紫癜，多有验者。

大、小蓟：甘、凉，入肝经。两药皆以下行导瘀为主，使上行之吐衄可止，故能愈咯血、衄血诸证。《唐本草》称："大、小蓟皆能破血，但大蓟兼疗痈肿，而小蓟专主血，不能消肿也。"用大蓟鲜者捣敷治疖肿甚效，近年来还将其用于高血压、肾炎等疾病，另外，发现其还有良好的退黄作用。

茜草：苦、寒，入肝经。凉血止血，能行能止，用治热性出血，外敷能愈外伤及疮痈肿毒。《本草纲目》记载此药能"治女子经水不通，以一两煎酒服之，一日即通，甚效"，临床多验。月经过多，用之亦能止血，一般用作攻剂量宜大，用作止血量宜小。

藕节：涩、平，入肝、肺、胃经。止血又能化瘀，治热性出血则生用，治虚寒出血则用炭。用鲜藕90g与红枣10枚同煎服，防治月经过多，颇有卓效。

温性药：适用治疗虚寒证之出血。

参三七：甘、苦、温，入肝、胃经。化瘀止血，兼有镇痛作用，多单独运用，止血不留瘀，功效良好。近代多用治冠心病、心绞痛，与血竭粉同用，功效更佳。亦可外敷伤处，能消肿止痛。用治膜样痛经，能使瘀块及内膜化屑排出，减轻腹痛。

牛角鳃：苦、温，入心、肝经。生用治闭经及瘀血疼痛，炒黄加醋则性涩，治崩漏带多。与补肾药同用治功能性子宫出血。

五灵脂：咸、温，入肝经。化瘀止痛，为治疗血滞诸痛之要药，用于心绞痛及脘腹疼痛，醋炒后可增加止血与止痛作用，令血归经而不妄行。

蒲黄：甘、平，入肝、心包经。可用于各种出血，生用、炒用均有效果，吞服尤佳。炒用亦能止血。煎汤俟冷后漱口，可治舌衄。

花蕊石：酸、涩、平，入肝经。既能止血，又可化瘀，外用可愈创伤出血，单味吞服亦可治血尿，咯血。

血竭：甘、咸、平，入心包、肝经。化瘀止痛，外用可使创口愈合，内服治跌仆损伤，止心绞痛。

骨碎补：苦、温，入肾、心经。破血止血，补肾坚骨，外伤疾病多用之，外用治脱发。近年用治链霉素所致之耳聋，有一定疗效。最宜于肾虚而瘀阻的病例。

2. 活血消癥药

这类药物能祛除瘀血，消散癥积，适用于瘀血结聚的癥结肿块。《医林改错》谓："气无形不能结块，结块者必有形之血。"故凡肿胀包块，按之硬痛，固定不移而经久不消者，均为瘀血所致，如肝硬化，肝脾肿大，子宫肌瘤以及各种肿瘤与血肿包块。虫类药在这类药物中比重大，叶天士谓："考仲景于劳伤血痹诸法，每取虫蚁迅速飞走诸灵，俾飞者升，走者降，血无凝著，气可宣通。"因其走窜攻坚，破血逐瘀，消散癥积之力独胜。

地鳖虫：咸、寒，入肝经。破血逐瘀，消癥散结。用治跌仆损伤，肝脾肿大。因功擅搜剔，故久瘀者多用之。人参鳖甲煎丸与下瘀血汤皆有之，单味研末吞服，治腰部扭伤有效。

水蛭：咸、苦、平，有毒，入肝、膀胱经。破血消癥，散瘀之力较强，药理证实其具有抗凝血作用，以之治疗血管瘤、冠心病、心绞痛、心肌梗死等具有较好疗效，生用比熟用好，吞剂比入煎好。

虻虫：苦、微寒，有毒，入肝经。破血力猛，治经闭，积聚，功效及用法与水蛭同。

斑蝥：辛、寒，有毒，入肝经。攻毒逐瘀，破癥散结。治瘰疬，阴疽，外用治恶疮，顽癣，近用以治肝癌及其他癌症，有一定疗效。

蛴螬：咸、温，有毒，入肝经。散瘀消癥，退翳，治目疾，还具有通络止痛之效。

鼠妇：酸、温，入肝、膀胱经。祛瘀攻积，治肝脾肿大，并能治湿热交蕴、气滞血瘀之癃闭。

黄药子：苦、平，入肝、心经。散血凉血，消瘿止咳，近年用以治各种肿瘤及癌症，有软坚消积作用。多服可引发药物性肝炎，连续应用以不超过一个月为妥。

阿魏：苦、辛温，入脾、胃经。内服散癥消积，外用化积消块，因气味奇臭，多入丸吞服，具有较强的化瘀作用。

干漆：辛、苦、温，入肝、胃经。祛瘀，破癥，通经，杀虫。祛瘀之力较胜。多吞服。

水红花子：咸、微寒，入肝、胃经。散血，消积，止痛。外敷能消肿块，近年来常用于肿瘤及脉管炎。

三棱、莪术：苦、平，入肝、脾经。破血祛瘀，消积止痛，治经闭腹痛，癥瘕积聚，亦治食积腹胀。能破血中之气，凡一切血凝气滞之证，男子疝癖、女子癥瘕、小儿食积均宜投之。张锡纯谓："化血之力三棱优于莪术，理气之力莪术优于三棱。"两药常同用。近年发现莪术能抗肿瘤，治白血病，已制成针剂。

山楂：酸、甘、微温，入脾、胃、肝经。散瘀行滞，消食化积。近年以生山楂降胆固醇颇效。民间单方以醋浸山楂，日服五至六枚，能治高血压。有报道称，用生山楂30g煎服治声带息肉有效。

急性子：微苦、温，小毒，入肝经。行瘀，散结。治骨刺梗喉，妇女经闭，各种积块。

皂角刺：辛、温，入肝、胃经。外科用其消肿托毒排脓。亦治麻风，顽癣。性较锐利，可用于瘀久不化之顽疾或肿块。

海藻、昆布：咸、寒，入肝、胃、肾经。消痰结，治瘿瘤、瘰疬。因其有较好的软坚作用，故用治各种积聚肿块多效，治经闭亦佳。

3. 活血通络药

这类药物具有流通血脉，疏通络脉的作用。络脉可分为十五络、浮络、孙络，由经脉分出，呈网状散布全身各处，配合经脉网络五脏六腑，以运行营卫气血。如血瘀脉中，络脉不通则会引起疾患，如固定不移的疼痛，包括刺痛、割痛，按之痛剧，久痛不愈，反复发作，以及局部感觉异常，活动不利等。

上述病痛均可用此类药物治之。

麝香：辛、温，入心、脾经。活血通经，善于走窜，内服外用均可使壅闭之络脉开通，亦能促进苏醒，心绞痛与心肌梗死皆可以用其急救。《本草纲目》谓诸风、诸气、诸血、诸痛、诸痫、癥瘕诸病，经络壅闭，孔窍不利者，皆宜以此引导开通。叶天士治顽痹，王清任治上部瘀血，皆以之通络定痛。

马钱子：苦、寒，大毒，入肝、脾经。消肿止痛，多用于伤、外科。王清任之龙马自来丹即以此为主药。近年来多用之治疗癌症，亦有验案。外用能治面瘫，煎服可治乳糜尿。唯此品毒性剧烈，需炮制后方可入药。

全蝎、蜈蚣：辛、温，有毒，入肝经。具有镇痉，止痛，解毒等作用，二药合用名"止痉散"，吞服能立止头痛，善搜剔经络血瘀，故久病、怪病与血瘀兼有风证者，用之多效。蜈蚣能促使疮面收口生肌，又可治噎膈。

乳香、没药：苦、平，入肝、脾经。活血止痛，消肿生肌，能治血凝不通所致痛经与外伤性疼痛，风湿痹痛。还有通经作用。两药每每相兼而用。

红花：辛、温，入心、肝经。活血通经，消散血积，适用于各种瘀血阻滞的证候。近年来用作止痛剂颇验。另有藏红花，性寒，能凉血解毒。

桃仁：苦、甘、平，入心、肝、大肠经。临床与红花合用为活血化瘀的基本药物。桃仁除具有调经止痛，治伤消肿等作用外，还能润肠，可使瘀热从大便排出，肠痈、肺痈、肠燥便秘以及血瘀化热者多用之。

王不留行：苦、平，入肝、胃经。临床多用以通利血脉，上能通乳汁，下可通经闭。颇有疗效。

穿山甲：咸、微寒，入肝、胃经。善于走窜，能活血散瘀，通行经络，可消痈肿，已化脓者可促其自溃。亦治痹痛，癥瘕。近代用以升白细胞与治疗特发性血尿。

蛴螬：咸、温，入心、肝、大肠经。散瘀血，兼能通便。可用于不完全性肠梗阻。配全蝎、蜈蚣能治癌肿疼痛。又能入心泄热，以治小儿急惊风搐搦。

鬼箭羽：苦、寒，入肝、大肠经。破血通经，用治瘀阻腹痛，风湿痛，近年又用以治癌肿。用治类风湿关节炎，骨节变形，活动不利者，有除痹活络之功效。

苏木：甘、咸、平，入心、肝、脾经。功效类似红花，少则和血，多则破血，多用治跌打损伤，瘀阻腹痛。外用治血肿。

自然铜：辛、平，入肝经。多用于外伤性骨折，瘀滞疼痛。有散瘀止痛，续筋接骨之效。

4. 行气活血药

这类药物既能行气，又能活血，适用于气滞血瘀的病证。孙思邈谓："气运乎血，血本随气以周流，气凝则血也凝矣，气凝在何处，则血亦凝在何处矣。"临床上这类病证颇多，如肝炎之胸胁胀痛、妇人月经不调、少腹胀痛、神经官能症、神经衰弱等。

川芎：辛、温，入肝、胆、心包经。活血祛瘀，祛风止痛，善于走散，兼有行气作用，故除用治瘀滞腹痛，跌打损伤，风湿痹痛外，还能治头痛。近年来多用治冠心病。

延胡索：辛、苦、温，入肝、脾经。化瘀止痛，气血瘀滞所致的胸腹诸痛及四肢疼痛都可用之。醋制尤佳。

郁金：辛、苦、寒，入心、肺、肝经。行气解郁，祛瘀止痛，利胆退黄，能止血而不留瘀，疏肝而镇痛退黄，为血中之气药。姜黄功同郁金，惟性较温。

降香：苦、辛、温，入肝经。降气散瘀，止血定痛。适用于气滞血瘀诸症。气有余便是火，降气即降火，故亦可用于气火上逆之出血诸症。

月季花：甘、温，入肝经。疏肝化瘀，活血调经。适用于肝气郁结之月经不调。

牛膝：苦、酸、平，入肝、肾经。活血调经，补肝肾，壮筋骨。伤、外科多习用之，亦能治肾亏腰酸之证。因其性善下走，治高血压、齿衄时可引火下行。治下焦病证，可作引经药。

5. 活血行水药

这类药物活血行水，治水肿、胀满、癃闭诸证。瘀血阻于经络可致水液停滞，留于局部为患。血不利则为水，湿邪蕴于体内，日久不退，也能使血流不畅而成瘀。故近代对肾病综合征、慢性肾炎、肝硬化腹水、输卵管积水、妊娠高血压综合征、象皮病、硬皮病、早期皮肤水肿等顽固性水液停滞类疾患，用此类药物治疗，效果较好。

益母草：辛、微苦、微寒，入心、肝经。活血，调经，利尿。多用于妇科疾患，近年来用单味治疗急、慢性肾炎，血尿，高血压。

泽兰：苦、辛、微温，入脾、肝经。化瘀通经。因气味芳香，故兼有疏肝散结之效，能化血为水，疗经闭，退黄疸，治慢性肝炎指标差者多效。

琥珀：甘、平，入心、肝、膀胱经。能纠正心律，治惊悸、失眠与老年性精神病。亦有利尿、治血尿之效验，并能化瘀通经，配沉香通小便颇捷。

天仙藤：苦、温，入脾、肝经。行气利尿以治妊娠水肿，又能活血通络以治痰注臂痛。

刘寄奴：苦、温，入心、脾经。因其能破血消胀，故为跌仆损伤之要药，外用亦可愈创伤出血。止痛与利水之作用颇为可取。

6. 活血养血药

这类药物味多属甘，用于血虚有瘀的病证。水谷精微注于脉中是谓营，奉心化赤而为血，周流全身，滋润百骸。营血不足可致气化不利，血流不畅而成瘀，瘀血不去，新血难生，故有祛瘀生新的治法。这类药物既能活血，又可养血，凡大出血或久病不愈，血虚有瘀者，如吐血不止，崩漏日久，虚损痹疼以及贫血日久等病证，经补益不效，均宜之。

当归：甘、辛、温，入肝、心、脾经。补血活血，润肠止痛，补中有动，行中有补，多用于妇科以及外伤性疾病，亦可用于脱发。于化瘀药中加此可活血养血，达到化瘀而不伤正之效。

丹参：苦、微寒，入心经。活血祛瘀，养血安神。破宿血，补新血，善于调经止崩。治冠心病、心绞痛、心肌梗死、肝炎、溃疡病等，均有疗效。

鸡血藤：苦、微甘、温，入肝、肾经。补血行血，舒筋活络，能祛瘀生新，适用于血虚痛经与风湿痹痛。近年来用以提升白细胞。

鳖甲：咸、平，入肝、脾、肾经。滋阴软坚，散结消痞。既能育阴扶正，又能破瘀利水。《本草述》谓："虚劳发热，未有不由于瘀血者，而瘀血未有不由内伤者，凡虚劳证，大抵心下引胁俱痛。"故本品最善治虚劳发热、肝硬化腹水、脾肿大以及各种积聚。

7. 凉血活血药

这类药物性多寒凉，入血分，清邪热，散瘀血，适用于热邪侵入营血引起的诸证。血受邪热煎熬成块，瘀热交阻可见身热不退，昼静夜甚，或斑疹隐隐及皮肤红丝赤缕，或吐衄鲜血，或妇人倒经崩漏，或热病邪入于营血，高热，神昏，出血，谵语等。此类药物的使用体现的即叶天士所谓"直须凉血散血"的治则。

赤芍：苦、微寒，入肝经。清热凉血，活血散瘀。用治血分实热，能散恶血，泻肝火，治痈肿、目赤、经闭、肠风。血家多用之，以其具有止血而不留瘀之功。

丹皮：辛、苦、微寒，入心、肝、肾经。善清血热，又有活血散瘀之力。热性病与肾阴不足而兼有瘀热者，本品独胜。

大黄：苦、寒，入脾、胃、大肠、心包、肝经。泻火凉血，行瘀通腑。凡治邪入血分所致瘀滞、热毒、癥块，能使病邪下行。在化瘀药中加此，能加速化瘀之力。血家用之可以凉血散血，迅速达到止血之目的。用大黄末与鸡蛋清调敷两太阳穴，能导火下行，以利血止。

马鞭草：苦、微寒，入肝、脾经。活血通经，利水祛湿。用治疟疾、血丝虫病、钩端螺旋体病，皆有效果。能退瘀血发热及不明原因发热。

紫葳：辛、微寒，入肝、心包经。破瘀祛风，下血中伏火，治瘀阻经闭、乳痈、积聚，又能清热止痒，治风疹。

毛冬青：苦、涩、性凉，入心、肝经。活血通脉，清热消肿。能治冠心病、高血压以及血栓闭塞性脉管炎、脑血管意外所致的偏瘫。近还用治肺热喘咳、丹毒、烫伤、肠炎等病，有一定疗效。

广犀角（犀牛是国家保护动物，犀角现已不用，一般用水牛角代替）：苦、咸、寒，入胃、大肠经。李时珍称本品磨汁治吐血、衄血、下血及伤寒发狂、谵语发黄，为清热化瘀之品。用治血证及肝炎之转氨酶不降者多验。

积雪草：苦、寒，入脾经，活血止痛，清热利水。既可用于跌仆损伤，又能治风火赤眼、咽喉肿痛以及淋证、黄疸、湿疹等。

（二）活血化瘀药常用配伍方法

活血化瘀疗法，并不是单纯的活血药的应用，或机械的药物堆积，而是针对瘀血证的不同证候属性，兼夹其他病邪的深浅，以及瘀着部位，血瘀新久，选择不同的活血药物为主药，配合其他功效的药物，组成符合辨证施治的方剂，以充分发挥其治病效能的一种疗法。其常用的配伍规律有以下十种。

1. 理气化瘀法

气运乎血，血随气以周流百脉，气滞血亦滞，气凝血亦凝，所以喻嘉言谓："盖气之与血，两相维附，气不得血则散而无统；血不得气则凝而不流。"此法以活血药配以疏肝理气或行气宽中药，畅通气机，促其瘀化。适用于一切气滞血瘀之证，如胸胁隐痛，脘腹胀痛，或喜怒无常，举止乖违，或形成癥瘕等。代表方剂如血府逐瘀汤、膈下逐瘀汤、复元活血汤等。

血府逐瘀汤以桃红四物汤活血化瘀，四逆散疏肝理气，枳壳、桔梗调理气机升降，牛膝导血瘀下行，以畅通全身气血，令其条达而致和平。故颇适合一切气滞血瘀造成的病证，对肝郁日久，经疏肝法无效者，投以本方往往奏功，以气滞必致血瘀故也。

膈下逐瘀汤以桃红四物汤去生地，加丹皮、五灵脂、延胡索等，以活血化瘀为主，佐以乌药、枳壳、香附理气以助血行，重用甘草缓和药性。方意略同血府逐瘀汤，但逐瘀之力较强，且药性趋下，故适用于少腹血瘀积聚而成癥块坚积等证。近有用于慢性结肠炎、高尿酸血症等。

复元活血汤以桃红为活血核心，佐以当归、穿山甲入肝经血分以通络；柴胡引经，入肝经气分以疏通；肝体阴而用阳，恶血内留其经，易化火伤阴，故又以大黄攻下逐瘀以存阴；天花粉润燥散血；甘草缓急止痛。本方能治肝经气血紊乱的病证，对跌仆损伤，恶血留于肝经不去者，尤为适宜。

2. 通络化瘀法

经络者，内联脏腑，外络肢体，以运行气血，交通内外，滋养全身，抗御外邪，若邪入经络或久痛入络，必致气血凝滞，瘀血留蓄其间，气血不通则痛。《临证指南》曰："盖久痛必入络，络中气血虚实寒热，稽有留邪，皆能致痛……。"此法以活血药与通络药同用，能疏通络脉，活血止痛。适用于全身各部分络脉瘀阻，诸如头痛、胸疼或肢体疼痛，屈伸不利，日轻夜重等病证。代表方剂如通窍活血汤、冠心二号方、身痛逐瘀汤、活络效灵丹、龙马丹等。

通窍活血汤以桃仁、红花、川芎、赤芍活血化瘀；取老葱、鲜姜、黄酒辛散升腾，载诸药上达巅顶；再凭麝香无所不至，以开诸窍；大枣和中。全方配伍精当，诚为活血通络第一方，适用于头面及皮肤孔窍瘀血为患之证。

冠心二号方以丹参祛瘀生新，养血安神为主；辅以川芎、赤芍、红花活血通经；取降香入手少阴心经，引气定痛，共奏养血通络，活血止痛之功。适用于瘀阻胸膈之痹痛，痛甚加参三七，挟痰合温胆汤，胸阳不振配瓜蒌、薤白，随证加减，每能见功。

身痛逐瘀汤以桃仁、红花、川芎、当归、没药活血化瘀，和营止痛；五灵脂、地龙通络，秦艽、羌活、牛膝蠲痹；香附理气行血；甘草调和诸药。全方具活血化瘀，祛风通络之功，对痹证久治不效者，确有效验。

龙马丹源出《医林改错》之龙马自来丹，临床有所化裁（马钱子、广地龙、朱砂、地鳖虫、全蝎），擅治各种关节疼痛，每获奇效。方内马钱子有毒，炮制必须审慎。

3. 清热化瘀法

火热之邪，灼伤经络，迫血妄行，既可使阳络伤，血上溢而为吐衄，又可使阴络伤，血下溢而为便血、尿血，还能郁蒸血液，煎熬成瘀，即所谓"热之为过，血为之凝滞"。热结可成瘀，结瘀可化热，治宜清热药与活血药同用，以清血热，逐血瘀。本法适用于瘀热胶滞之证，如疼痛灼热，久热不已，邪热入血的斑疹，内热瞀闷，急躁易怒，舌紫苔黄，脉弦等证。

代表方剂如犀角地黄汤、清宣瘀热汤、犀泽汤等。

犀角地黄汤是治疗热入营血的一张著名方剂。以生地清热凉血，犀角散血解毒，赤芍、丹皮凉血化瘀。全方不仅有清血热作用，而且有较强的活血化瘀功效，故近代用于弥散性血管内凝血、慢性湿疹，以及前房积脓、积血等眼科疾患。

清宣瘀热汤系《通俗伤寒论》引曹仁伯方，取旋覆花、新绛、葱管下气散结，活血通络；辅以广郁金汁行气活血，芦根清肺热，枇杷叶降气止咳；共呈清热通络，肃肺止咳的功效。治瘀血内阻，木火刑金之咳嗽与胸闷者，有较好疗效。

犀泽汤以广犀角凉血解毒散血为主，配以泽兰、败酱草、平地木清血热，逐血瘀；佐以苍术健脾燥湿，兼防寒凉之药伤胃，仙人对坐草、土茯苓等清热利湿，共奏凉血活血，清热利湿之功。适用于慢性肝炎，温热挟瘀之肝脾肿大，两胁痛著而灼热，易怒，面色晦滞，舌下青筋暴露，兼有齿、鼻衄血者。本方对乙型肝炎病毒转阴及多种肝炎之转氨酶偏高者亦有一定疗效。

4. 散寒化瘀法

血气者，喜温而恶寒，得热则动，得寒则凝。寒为阴邪，其性收引，能抑阳而凝血，血气为之运行不周，渗透不遍，故《素问·调经论》谓："寒独留则血凝泣，凝则脉不通。"此法用温经散寒或温阳祛寒药与活血药配伍，以使阳复寒去而促瘀化，适用于寒邪内伏或阳虚阴凝，血液凝滞不通所致头痛，胸脘胁腹四肢疼痛，痛势较剧，喜暖畏寒等证。本法对舌青苔薄，脉沉迟的沉寒痼疾多验，代表方剂如生化汤、少腹逐瘀汤、化瘀赞育汤、温经汤、当归四逆加吴茱萸生姜汤等。

生化汤主治产后血瘀诸证，以川芎理血中之气、桃仁行血中之瘀为主药；产后百脉空虚，加当归以养血，炮姜以温经散寒，甘草调和诸药。合成养血化瘀，温经止痛的方剂，能减轻宫缩腹痛，促进子宫复原，预防产褥感染，增强乳汁分泌，故临床多将本方列入产后的必服药。前贤傅山治产后百病，习以此方为基础，随症加减，颇具卓见。

少腹逐瘀汤以川芎、当归、赤芍为主药，养血活血；佐以延胡索、没药行气活血，蒲黄、五灵脂祛瘀止痛；配小茴香、干姜、官桂温经散寒，既加强活血功效，又能引诸药直达少腹，故本方善治月经不调、痛经、闭经、崩漏、癥瘕、不孕、小产等妇科疾患。以少腹逐瘀汤加紫石英组成化瘀赞育汤，治妇女无器质性病变的不孕症，颇具效验。紫石英补肾阳，暖胞宫，配以活血药，治妇女卵巢功能不正常者，疗效显著。

温经汤以四物汤去生地加丹皮活血行瘀，人参、麦冬、阿胶益气养血，扶助正气，吴茱萸、桂枝温经散寒，半夏、生姜、甘草调中和胃，用治冲任不调，瘀血阻滞之妇科疾病，与少腹逐瘀汤相比，少腹逐瘀汤偏重于实寒证，温经汤侧重于虚寒证，适应范围略有不同。

当归四逆加吴茱萸生姜汤为温经散寒，补血通脉之方，当归、赤芍补血活血，桂枝、细辛温散表里之寒邪，辅以吴茱萸、生姜加强温中散寒之力，并用陈酒扶助阳气，促进血流，再以甘草、大枣温益脾气，通草通行血脉关节，治疗手足厥寒、脉细欲绝之证，如雷诺病、顽固性冻疮以及手足青紫证等，投之多验。

5. 软坚化瘀法

气聚成瘕，血结为癥，瘕多聚散无常，病在气分，癥为有形之结，血瘀而成，景岳谓："凡汁沫凝聚，旋成癥块者，皆积之类，其病多在血分，血有形而静也。"治宜软坚散结药与活血药同用，消除癥积，适用于臌胀，肢体各部位之癥积包块，按之有形之证。代表方剂如大黄䗪虫丸、人参鳖甲煎丸、桂枝茯苓丸、活络效灵丹等。

大黄䗪虫丸为治疗虚劳瘀血之主方，瘀血阻脉，新血不生，以致血液渗灌不周，生长不荣而成虚劳，故以水蛭、虻虫、蛴螬、地鳖虫、干漆猛攻瘀积；瘀久易化热伤津，乃以黄芩清之，地黄、芍药、甘草润之，加大黄、桃仁、杏仁润肠攻下，逐瘀从下而去；又恐攻久伤正，故以蜜丸缓之。对癥积包块者，本方久服确有疗效。

人参鳖甲煎丸以鳖甲、地鳖虫、鼠妇、蜂房、蜣螂、大黄、赤硝、桃仁、丹皮、紫葳等活血，柴胡、厚朴行气，射干、半夏、石韦、瞿麦、葶苈子等祛痰行水，配以干姜、黄芩一温一寒，协调阴阳，人参、阿胶益气养血，构成了寒热兼用，攻补兼施，行气活血，祛痰利水之大方，药味虽多，但组方严密，适用于痰湿挟瘀之痕块者。近用于肝脾肿大、闭经等证多验。

桂枝茯苓丸以桃仁、丹皮、芍药活血祛瘀，佐以桂枝温通血脉，消除瘀血，茯苓淡渗利水，导诸药下行以治下部之癥结，《妇人良方》称本方为夺命丸，治妇人小产、胎死腹中。通用于子宫肌瘤、卵巢囊肿等妇科疾病。

活络效灵丹由当归、丹参、乳香、没药四味药物组成，当归、丹参养血活血，行瘀通络，乳香、没药消癥化块，以治疗气血凝滞，经络瘀阻，痰癖癥瘕及一切脏腑积聚为特长，近有以此方加味治异位妊娠者。

6. 攻下化瘀法

六腑以通为用，息息下引乃顺，本无邪可留，无滞可积，但一旦通降失职，如外邪循经入腑，而成蓄血；或毒热内瘀，瘀热蕴结；或跌仆伤损，恶血内留；或阴络受损，或七情郁怒，皆可阻血成瘀于内。正盛邪实之际，可藉六腑以通为用之功，以为出路，速其已也，正如仲景谓"血自下，下者愈"。治宜攻下药与活血药同用，逐瘀外出。适用于日晡潮热蓄血证，其人如狂，小腹硬满疼痛拒按，或妇人经闭恶露不下，发黄等痼疾。代表方如大黄牡丹汤、桃核承气汤、抵当汤（丸）等。

大黄牡丹汤善治肠痈，瘀热结聚腹内，血瘀化脓，实热之象极为明显，故用丹皮、桃仁清热凉血活血，大黄、芒硝攻逐热积，导瘀下行，冬瓜子清热排脓，使瘀祛、热清、脓除而愈。

桃核承气汤与抵当汤（丸）均为治疗伤寒蓄血证之方剂，而桃核承气汤以桃仁活血祛瘀为主药，佐以大黄、芒硝、甘草之调胃承气汤攻下热结，导瘀外出，取桂枝以通血脉，直达瘀所而行之，治蓄血如狂，少腹急结，脉沉实之证。抵当汤（丸），以水蛭、虻虫逐瘀攻癥峻药为主，辅以桃仁、大黄攻下瘀结，全方攻下逐瘀之力大于桃核承气汤，可治蓄血发狂，少腹硬痛，或身黄，脉沉结之重证。近来扩大其应用范围，将其用于跌打损伤，癫狂，妇女闭经、痛经、产后恶露不下，脘腹疼痛等证。

7. 利水化瘀法

饮食入胃，游溢精气，上输于肺，复化而赤是为血，血水同源，皆属阴类。水者，本即身中之血气，但其为邪为正，总在化与不化，故昔有血不利则病水之说，水分之病，久治不已，当从血分求之，即叶氏所谓"气分不效，宜治血分，所谓络瘀则胀也"。丹溪曰："血肿者，皮间有血缕赤痕是也。"总之，水病虽责于肺、脾、肾三脏，但无不与血相关。本法将利水药与活血药同用，逐死血、除水邪，适用于水肿久治不已或见皮间血缕赤痕者，妇人经水先断，后病水者，代表方剂如山西益肾汤、桃仁控涎丹等。

山西益肾汤为山西省中医研究所治疗慢性肾炎的一张经验方。方内以桃红四物汤去生地易以丹参活血化瘀，辅以益母草、茅根活血行水，构成了利水逐瘀的法则，再佐以银花、板蓝根、紫花地丁清热解毒，使全方更适合瘀热挟水湿而致的水肿证。研究人员用此方治疗40例水肿，其中22例为伴有腹腔积液或胸腔积液的肾炎病人，结果水肿完全消失者37例，减轻1例，无效2例，证实此方对水肿确有疗效，此外，本方在消除慢性肾炎的尿蛋白和恢复肾功能方面也有显著作用。

桃仁控涎丹为朱丹溪制方，方内以桃仁活血通络为主，以甘遂、大戟攻逐水饮，配白芥子既能攻逐痰涎，又可率诸药入皮里膜外，共奏活血利水之功。治水饮留于胸膈，或水肿形气俱实者，有一定疗效。

8. 祛痰化瘀法

痰来自津，瘀本乎血，津血同源，气血失其常度，则津聚为痰，血滞为瘀，或血瘀则气滞生痰，或痰郁则血滞而成瘀，故痰瘀常相兼为病，丹溪云："痰挟瘀血达成窠囊者，不治。"正此谓也。本法以化痰药与活血药同用，使痰瘀不成胶结之势，势必孤矣，而病速已。本法适用于痰瘀交阻之咯吐痰血，半身不遂，胀痛相兼，按之痛而不已，其证或吐或衄或便黑，或胀闷或寒热，舌紫苔腻，脉弦滑欠利等。代表方剂如千金苇茎汤，桃红四物汤合指迷茯苓丸等。

千金苇茎汤善治肺痈，肺热日久，波及血分，化血为脓。方以苇茎、薏苡仁、冬瓜仁入气分，桃仁入血分，共奏清热化瘀，祛瘀生新，荡涤脓血浊痰之功。对支气管扩张、肺结核、大叶性肺炎之咳吐脓血气味臭秽者，有一定疗效。

桃红四物汤合指迷茯苓丸，多用于中风半身不遂，痰瘀交阻之证，取桃红四物汤养血活血，疏通经络，指迷茯苓丸祛经络中顽痰。用于脑动脉硬化症、癫痫、老年性痴呆等多验。

9. 益气化瘀法

气为血之帅，气行则血行，气盛则血流滑疾，百脉调达，气虚则推动血行无力，血流迟缓，运行涩滞，血必因滞而瘀，即王清任所谓"血管无气，必停留而瘀"。本法补气药与活血药同用，以求气旺而血行畅，瘀化而脉道通，适用于疼痛日久，隐隐绵绵，劳则尤甚，气短乏力，舌淡紫，脉涩无力之证。本法对老年病、慢性病及一切功能性疾患，颇有探索的前景。代表方剂如补阳还五汤、黄芪四物汤、益心汤等。

补阳还五汤为益气活血法的典范方剂，方中重用黄芪大补元气，以助血运，配以当归、赤芍、川芎、桃仁、红花大队活血药，俾气足瘀除，辅以地龙搜剔络脉之邪。用于中风半身不遂，症见口眼歪斜、语言謇涩、口角流涎、大便干燥、小便频数、水肿、遗尿等属于气虚血瘀者，多获佳效。仿其意，我自拟益心汤（黄芪、党参、葛根、川芎、山楂，降香、丹参、石菖蒲、决明子），功能益气养心，活血化瘀，主治年老或久病，气分亏虚而兼有瘀血的冠心病、心绞痛，既能迅速缓解胸闷、胸痛等症状，又可恢复心脏功能，防止心肌梗死发生，颇有所获。

黄芪四物汤，以四物汤养血活血，为肝经调血专剂，加黄芪则气旺能引血生血，且制约四物汤养阴血而不能生阳之偏，治一切营血虚滞，气血两亏之证。

10. 育阴化瘀法

血行脉中，喜润而恶燥，盈则畅，亏则退，若阴虚血少，虚火内灼，久而必致血瘀，瘀久化热，燥耗阴血，正如李时珍所言"瘀之日久，则必发热，热涸其液，则血干于经隧之间，愈干愈热，愈热愈干，而新血皆损"。本法滋阴养血药与活血药同用，既滋其阴又化其瘀，亦含增水行舟之意，适用于面色黧黑、肌肤甲错，五心烦热，怔忡少寐，脘胁隐隐灼痛，舌红而紫、苔剥净，脉细等症。代表方剂如四妙勇安汤、一贯煎合下瘀血汤、大补阴丸合桃红四物汤等。

四妙勇安汤是一张养阴活血的方剂，其中重用玄参以滋阴降火，配以当归养血活血，组成了滋阴活血的大法；恐瘀热炽甚，再以银花、甘草清热解毒。可用于血栓闭塞性脉管炎，还可用于阴虚而有瘀热阻络的胃脘疼痛、痹痛、妇女痛经等病证。

一贯煎合下瘀血汤，其中一贯煎为濡养肝阴无上良药，下瘀血汤为仲景化瘀佳方，臌胀多兼阴伤，二方相合，扶正逐瘀，用于各种肝硬化腹水颇佳。

大补阴丸合桃红四物汤，义同一贯煎合下瘀血汤而力稍逊，滋阴活血，阴虚而见血瘀证者，可以常服。

瘀血普遍发生于各种疾病的不同阶段，故活血化瘀疗法可广泛地应用于临床各科的疑、难、顽、杂诸病证。采取活血化瘀的相应措施，能使有关疾病出现转机或痊愈，体现了祖国医学"异病同治"的特点，但这种功效唯有在精湛的辨证施治与严谨的方药基础前提下方可获得。医者处方用药，就如作战之选用武器，既须掌握每味药物之特殊性能，又须掌握处方的内容和方义，庶可制敌取胜。试以血府逐瘀汤方义而言，所谓"血府"，乃据"脉者血之府"而来，凡血液流通之所，皆可统称为"血府"，故此方不若他方之局限，适应面较为广泛。此方以红花、桃仁、赤芍、川芎为化瘀核心，取桔梗之载药上行，枳壳之宽利中州，牛膝之引药下行，使得气血得以上下贯通；又因气滞与血瘀常常互为因果，故设柴胡疏肝利气，亦符合气行血行之义；配当归、生地养血活血，祛瘀生新，加甘草调中和胃，以防攻伐太过之弊。此方组方严谨、丝丝入扣，调畅气血，疏肝解郁，能治愈多种阴阳乖违的心、肝疾病，可治多种因素所致的血瘀病证。在运用过程中还应掌握加减方法，可以使方义转化，治疗更多病证。如生地改熟地，并加紫石英、韭菜子、蛇床子，组成益肾活血汤，构成补肾活血法，肾藏阴阳之精，肾虚而气血不足，必致气滞血瘀，临床上一些久病不愈的病证，每每有肾虚血瘀的病理表现，如神经衰弱、性功能低下、遗尿、不孕症等，投本方均佳；加磁朱丸或生铁落饮组成镇静活血之剂，能治疗长期失眠及精神科多种疾病；加石楠叶、蜂房、川芎等祛风升阳之药，可治顽固的血管神经性头痛；倍桔梗宣畅肺气，可治慢性咽炎、久咳；加升麻益气升阳，可治疗失音症；又根据"肺主皮毛"的病机，加桑叶、桑白皮疏风宣肺，引药入肺经，可治面部色素沉着等皮肤病以及鼻部疾患。在使用本方时，应无时不与辨证紧密结合。如体虚不宜发汗者，柴胡加醋炒；外感者加苏叶；湿阻苔腻者去生地加苍术、川朴；气滞者加檀香或降香；偏寒者去生地加桂枝、附片；偏热者去川芎，生地改为鲜生地；止血加蒲黄、参三七；腹泻去生地、桃仁等。辨证不容忽视。对药物的性能亦如此。如川芎活血化瘀，利气散风，剂量不同，则分别可发挥治头风、散血积、愈脑漏、疏肝畅中、止痛之效，须掌握重点，区别轻重，剂量可从 2.4g、3g、4.5g，用到 15g、30g，根据不同的需要而用不同的剂量。一方一药如此，上述十法诸方及繁杂诸药亦复如此。临床中当举一反三，用活血化瘀之法，而不议辨证、辨方、辨药，就不会提高临床疗效。

活血化瘀的方剂与药物，本文所举，仅其梗概，在整个祖国医疗的有关内容上比重是不大的，但其治疗的范围却远远超过任何一个治则与治法。文献和临床经验启示我们，每获取一个新的成就，莫不与病机的分析、方剂的变化及药物的选择有关。因此我们一定要重视基础理论，唯有这样，才可不断前进，不断创新。

五、"衡法"——"八法"之外的治疗法则

（一）"衡法"之由来——中医治则的发展

中医治病，基于《黄帝内经》"阴平阳秘"的观点，发生疾病就是阴阳失调，辨证施治的目的，就是"谨察阴阳所在而调之，以平为期"。也就是所谓"病者不平也，医者平其不

平而已"。医者根据病人的阴阳消长过程，从现象找规律，立方用药，调节人体的反应状态而取得效果。其治疗法则，传统上有汗、吐、下、和、温、清、补、消等八种方法，简称"八法"，便于分析与归纳，是起了一定作用的，但事物总是一分为二的，这八法也局限了人们的思想，影响了中医学的发展。

大量资料表明，活血化瘀疗法的特点是：运用面广，针对性强，重复有效。几年来，我们运用活血化瘀疗法治疗冠心病、心肌梗死、肺源性心脏病（以下简称"肺心病"）、慢性肝炎、上消化道出血、慢性肾炎、血小板减少症、血栓闭塞性脉管炎、系统性红斑狼疮、子宫内膜异位症、高血压、新生儿硬肿病、缺血性脑卒中、精神病，以及眼、五官、皮肤等科的多种疾病，不仅取得了较满意的临床疗效，而且获得了实验室的客观支持。我们曾对75个病种的565例病人进行血液流变学测定，结果均有血瘀阳性指征，经活血化瘀疗法治疗好转后，其阳性指标也相应好转。这表明活血化瘀疗法能够直接作用于病灶，具有改善人体功能活动及代谢障碍等多种作用。这种作用已远远超过历代所谓的"通行血脉，消除瘀血"的含义，因而完全有必要为活血化瘀疗法提出一个新的定义，以反映其功能的全貌。活血化瘀疗法之所以能有如此效果，与其能直接作用于气血有关。《素问·调经论》曰："人之所有者，血与气耳""血气不和，百病乃变化而生。"王清任谓："气通血活，何患疾病不除。"活血化瘀疗法能够调畅气血，平衡阴阳，发挥扶正祛邪，消除疾患的作用，可简称为"衡法"。所谓衡者，《礼记·曲礼下》谓"大夫衡视"，犹言平。《荀子·

礼论》谓"衡诚具矣",系指秤杆,可见衡有平衡和权衡之义。因活血化瘀疗法具有调畅气血、平衡阴阳的作用,故可称为"衡法"。

有人认为中医学的"八法"都可称为"衡法"。我们认为,八法是针对人体不同的病理状态给予不同的方药,是间接达到平衡阴阳气血的治疗方法,八法中的任何一法,都有一定的局限性。如大黄煎剂,功能攻下,给予正常动物时,可使胃排空速度增加;当用化学试剂灌胃使之功能抑制时,或用多次放血,或用使之疲劳等办法造成虚证时,再与大黄煎剂,不仅不能促进胃的排空,反而使胃内容物长期停滞,可见它只适用治疗实证而不宜于虚证。又如附子为温热药,在寒冷季节或室温9~12℃时,将其浸出液给予动物,有强心作用,但在温暖季节或室温在18~20℃时,用其浸出液后反而会引起动物心脏传导障碍,这说明附子只适用于阴证、寒证,不适用于阳证、热证。可是,活血化瘀疗法却能够直接作用于气血,对任何病理状态均具备平衡阴阳气血的特异作用,不仅能祛邪而用于实证,还可扶正以治疗虚证,既可用于热证,又可用于寒证,既能治疗急性病,又能治愈缠绵日久的慢性病,甚至有些临床没有瘀血指征的病人,用之也能取效。它的这些作用,已不是八法中的任何一法所能概括了,因此,我们认为有必要赋予它新的定义,故将它命名为"衡法",以便更准确地反映其效能的特性。

(二)衡法理论探讨

1. 气血学说是衡法的理论基础

中医治病,素以"阴平阳秘"为治疗原则,因为任何疾病的发生都是阴阳失调所致。《血证论》指出"人之一身，不外阴阳，阴阳两字即水火，水火两字即气血，水即化气，火即化血"，说明人体之阴阳水火与气血关系至密，也可以说，气血是人体阴阳水火的物质基础。故《素问·至真要大论》中有"谨道如法，万举万全，气血正平，长有天命"之论，指出气血调和，才能身体健康。该篇又云"五脏之道皆出于经隧，以行血气，血气不和，百病变化而生"，反复指出气血不和对疾病的普遍意义。唐容川指出"载气者血也，而运血者气也"，又认为"人之一身，不外阴阳，阴阳两字即水火，水火两字即气血，水即化气，火即化血"。中医认为阴阳协调，水火相济，清气升则水谷精微四布，浊气降则水津畅利，二便通调。千变万化的气血津液代谢过程，也就是阴阳转变的过程，故阴阳平衡乃治病之关键。《素问·至真要大论》云："谨守病机……疏其血气，令其调达，而致和平。"这正是用活血化瘀疗法的主导思想，也是称之为"衡法"的理论基础。

关于气血的重要性，以及气血紊乱是形成疾病的最根本的原因的认识，可谓代有发明。如《普济方》曰："夫人之所以滋养其身者，唯气与血，血为荣，气为卫，荣行脉中，卫行脉外，周流不息……灌溉诸经，荣养百脉，内不为七情所郁，外不为四气所伤，自然顺适，万一微爽节宣，则血气乱，荣卫失度，背于常经，或涩或散，或下而忘返，或逆而上行，乃有吐衄便利，汗痰诸症生焉。"《医学入门》曰："人知百病生于气，而不知血为百病之胎也。凡寒热、蜷挛、痹痛、瘾疹、搔痒、好忘、好狂、惊惕、迷闷、瘕块、疼痛、癃闭、遗溺等症及妇人经闭、崩中、带下，皆血病也。"对气血紊乱形成瘀血而导致疾病之广度和深度，历代也有不少记载。例如《医宗己任编》谓外因内因皆可导致瘀血为患，指出"凡六淫七情之病，皆有因死血薄积脏腑而成者，其证见于外，或似外感，或似内伤，医家以见证治之，鲜不谬矣"。《医林改错》谓外感疾病亦不乏有瘀者，指出"伤寒、瘟疫、痘疹、痞块，皆能烧血，血瘀牙床紫，血死牙床黑"。《医学衷中参西录》谓内伤痰病多兼瘀血，指出"劳瘵者多兼瘀血，其证原有两种：有因劳瘵而瘀血者，其人或调养失宜，或纵欲过度，气血亏损，流通于周身者必然迟缓，血即因之而瘀，其瘀多在经络；有因瘀血而成劳瘵者，其人或有跌伤、碰伤，或力小任重，或素有吐衄证，服药失宜，以致先有瘀血，日久浸成劳瘵，其瘀血多在脏腑"。他如一些妇、儿、外伤科疾病，以及风、劳、臌、膈、痿、痫、血证等痼疾与瘀血有关之文献，皆累可成牍。诸如此类，既说明了瘀血为病遍及大小方脉，又阐明了活血化瘀疗法治疗范围之广泛性，并证实古代医家已不同程度地认识到活血化瘀疗法的特异作用。这些都是我们将活血化瘀疗法立为衡法的理论基础。

王清任发明的许多化瘀方剂之所以有效，即因他的中心思想是"气通血活，何患疾病不除"。王氏在辨证上有真知灼见，早已认识到血瘀对健康影响的广泛性。《医学准绳》亦云："夫人饮食起居一失其宜，皆能使血瘀滞不行，故百病由污血者多。"前人对气血平衡与疾病的关系有精辟的见解，因为气血畅通，可使阴阳平衡，疾患消除，健康长寿，所以活血化瘀疗法能够治疗多种疾病。事实上王氏的治则就是衡法的开端，近年来才获得较好的继承，还有待积极的整理和发扬。

2. 活血化瘀药物的双向调节作用是衡法的药理表现

活血化瘀药物的双向调节作用，具体表现在以下几个方面。

（1）对毛细管通透性呈双向调节作用。如当归、红花可降低血管通透性，而乳香、五灵脂、血竭等却可增加血管的通透性，这种作用使活血化瘀疗法对某些血管疾病有着特殊疗效。

（2）对平滑肌的作用也具有双向性。如芍药对毛果芸香碱引起的大白鼠在位胃紧张，能使其平滑肌的张力下降而具有弛缓以及抑制蠕动作用，而桃仁、红花、牛膝、三棱却能使兔离体肠管紧张性升高。

（3）活血化瘀药对结缔组织的双向调节作用表现在既对增生性结缔组织疾病有效，也对萎缩性结缔组织疾病有效。因此，可以认为活血化瘀疗法对结缔组织（细胞）、基质及纤维三部分都具有一定程度的影响，对胶原的合成和分解这两个方面也有一定作用。

（4）活血化瘀药有的具有免疫抑制作用，有的具有免疫增强作用。如山西省中医研究所（现山西省中医药研究院）肾病组以益肾汤治疗慢性肾炎获得显效，实验证明该方对注射马血清引起的豚鼠膝关节腔变态反应炎症有明显抑制作用。另一些资料表明，宫外孕二号方、当归等能显著增强动物腹腔巨噬细胞的吞噬能力，提高网状内皮系统对染料的廓清速度，有促进非特异性免疫的功能。说明活血化瘀疗法对免疫系统疾病也有双向调节作用。

（5）剂量、炮制方法不同，可使活血化瘀药物呈双向作用。如小剂量红花对心脏有兴奋作用，大剂量则呈抑制作用。低浓度的莪术可使兔离体肠管紧张性升高，而高浓度的莪术反使肠管舒张。少量的参三七、茜草能够止血，多用却能活血。又如蒲黄生用能行血，熟用却能止血。这些例子都启示了活血化瘀药物的特异作用。

（6）在临床观察中，活血化瘀药既能治疗实证，又能治疗虚证。文献指出，当局部炎症发展到某一阶段时，都会出现血瘀现象，此时用活血化瘀药和清热解毒药，可获得很好效果。天津市中医院发现活血化瘀药与益气健脾药同用治疗慢性肝炎，有明显提高白蛋白，降低球蛋白，调节蛋白倒置的作用。这些提示活血化瘀药与祛邪药和扶正药配合后可有增效作用。

以上资料表明，活血化瘀药物具有多方面的双向调节作用，是其他类药物不可比拟的，这种双向调节作用可能与其具有调和气血的作用有关。活血化瘀疗法是通过活血化瘀药物或方剂来体现的，这也从一个方面证实活血化瘀疗法具有调和、平衡气血阴阳的作用，用衡法来反映其功能实质是比较适当的。

衡法之独立性就在于直接作用于气血。活血化瘀疗法可以流通血脉，改善机体功能与新陈代谢，防病治病，是中医疗法的基础。

（三）衡法的作用

衡法治则，就是利用活血化瘀药物的作用，使之"祛除瘀血，流通血脉"，调整血液循环，改善器官和组织血液供给的一种方法。它具有严密的组织性和规律性，通过辨证论治，根据不同的证候，施用活血化瘀药为主配以不同的药物组成相应的方剂，其总的目的就是"平衡气血，调整阴阳"，可在不同的系统中获得满意的临床疗效。

临床发现衡法的作用是多方面的，它对局部的疾病能治，对全身性的病理反应也能治。它不仅具有祛邪作用，还有扶正固本的效能。临床观察发现，它能治疗该用"攻法"的急腹症，也能治疗该用"补法"的虚脱证；对血象中白细胞高的能予抑制，对低的又能升高；它既能治不育症，也能避孕和抗早孕。临床还可见到，有些病例根本没有瘀证，但经用此法治疗也能取效。它能治急性病，又能治缠绵不愈的慢性病；它对各个系统的"久病、怪病"皆有影响，例如失眠症，《灵枢》认为"以阳气不得入于阴分，故目不瞑"，阳不入阴即失眠，故投衡法多效；又如治出血症，活血行血以止血；治遗尿顽疾及一些神经、精神科疾病之所以有效，均系使阴阳得以平衡之故。衡法可以改善气血平衡，从而加强生理功能与免疫功能，如用治多例肝炎，发现此法能调整肝功能的蛋白倒置，使症状较快缓解；用治各种生殖障碍疾患，均有显效；对某些血液病的疗效和使异型输血的迅速转危为安，说明祛瘀生新亦为衡法所具特点。临床还观察到，在治疗慢性肾炎、老年性慢性支气管炎等久病时，化瘀补肾法能提高机体免疫力，抑制免疫反应，使症状趋于稳定，义亦相同。

西医学的实验结果证明，活血化瘀疗法不只限于改善血液的流通性，亦改变脉管的结构和功能，对调节血液循环的神经体液因子，血凝系统，酶、激素等代谢调节系统以及免疫系统等也产生作用和影响。

衡法在预防方面的作用体现在其不仅能"化瘀"，且能"防瘀"。上海中风预报协作组按照中医"血脉流通，病不得生"的理论，对心血管疾病进行预防性治疗和动态观察，发现早期用活血化瘀药物后，可防治缺血性脑卒中、心肌梗死，显示了衡法防病、治未病的前景。我们在对一些具备瘀证表现的病人的随访中，观察到紫舌可作为冠心病、心肌梗死、肿瘤的早期诊断，紫舌的出现和消退，往往与疾病的转归有关。临床中还发现活血化瘀药物具有降低脂固醇，调节细胞新陈代谢，恢复大脑功能，促进苏醒等作用，而这些都与老年人的健康息息相关的，因此，衡法的特性是调整气血，平衡阴阳，删其有余，补其不足。不仅仅是在治疗学方面，在预防学、老年医学等方面，衡法都具潜在的力量。

六、深入研究活血化瘀疗法之刍议

（一）重视活血化瘀方剂的研究，是阐明活血化瘀疗法本质的根本

国内研究活血化瘀疗法的药理作用，一般从活血化瘀药物着手，其实验研究方法大致有以下几个方面。①观察活血化瘀药物对麻痹的开胸犬的心脏血流动力学的作用。②采用高分子右旋糖酐给家兔造成实验性高黏血症，用活血化瘀法对各种切变速度下全血黏度及红细胞聚集性的影响进行分类。③观察活血化瘀药物对肾上腺素引起的微循环障碍的对抗作用。④进行抗血小板凝集及体外血栓形成的实验研究。⑤从药物对凝血与纤溶系统的影响角度对药物进行筛选。

以上这些研究方法对阐明活血化瘀疗法本质无疑是有益

的，但也应该看到其局限性，因为活血化瘀药物并不完全等于活血化瘀疗法，而活血化瘀药物可引起贫血、出血、月经过多、胃肠道紊乱以及神经官能症等反应。中医学一贯重视辨证论治，重视药物配伍，而以辨证论治为原则使用活血化瘀方剂不仅能提高疗效亦能减少这些副作用的产生。因此，如何结合中医的瘀血证，相对固定活血化瘀方剂，验证疗效，进而开展方剂的药理研究，从而阐明活血化瘀疗法的本质是当务之急。

（二）重视瘀血证的病位和性质，是提高活血化瘀疗法治疗效果的根本

在应用活血化瘀疗法的过程中，除了掌握药物作用强弱不同外，还需要重视疾病的寒、热、虚、实以及病位的不同，才能提高治疗效果。1974 年 5 月在日本东京召开的日本东洋医学会总会学术报告会，归纳了张仲景治疗瘀血证的经验，认为其对于属阳（热）者，用桃仁、丹皮、桂枝、大黄；属阴（寒）者，用当归、川芎、芍药、地黄；属实证者，用桂枝茯苓丸、桃核承气汤、大黄牡丹汤、抵当汤（丸）、下瘀血汤；属虚证者，用当归芍药散、芎归胶艾汤、温经汤、大黄䗪虫丸。这种归纳虽然并不全面，但应用活血化瘀疗法必须辨别寒、热、虚、实的方法，值得我们重视。

此外，王清任《医林改错》所载"立通窍活血汤，治头面四肢周身血管血瘀之症；立血府逐瘀汤，治胸中血府血瘀之症；立膈下逐瘀汤，治肚腹血瘀之症"提示必须重视活血化瘀疗法与疾病部位的关系，这是因为不同部位的瘀血证会出现不同的症状，正如唐容川在《血证论》所曰，"瘀血在上焦，

或发脱不生，或骨膊胸膈顽硬刺痛，目不了了""瘀血在中焦，则腹痛胁痛，腰脐间刺痛著滞""瘀血在下焦，则季胁少腹胀满刺痛，大便黑色"，皆具临床意义。

第三讲　气血辨证治疗疑难病

气血是人体生理功能的物质基础，任何疾病的发生，其病机均与气血失衡相关，从气血角度辨治常见病和疑难病，每有事半功倍之效。为此，我提出气血辨证应归入八纲辨治之中，成立十纲辨证体系。

一、气血通畅，生命之本

气与血是构成人体的基本物质，也是人体生命活动的动力和源泉，它来源于水谷，化生于脏腑，既是脏腑经络功能的动力，又是脏腑功能活动的产物。

脏腑的正常功能活动依赖于气血的作用。气有温煦和激发各个脏腑的功能，《灵枢·脉度》谓："气之不得无行也，如水之流，如日月之行不休，故阴脉荣其脏，阳脉荣其腑，如环之无端，莫如其纪，终而复始，其流溢之气，内灌脏腑，外濡腠理。"即气运行于机体内外表里，相互贯通，像圆环一样，周而复始循环着，以供给人体脏腑组织活动的动力。血液则起着滋濡脏腑组织的作用。《景岳全书》谓："故凡为七窍之灵，为四肢之用，为筋骨之和柔，为肌肉之丰盛，以至滋脏腑，安神魂，润颜色，充营卫，津液得以通行，二阴得以通畅，凡形质所在，无非血之用也，是以人有此形，惟赖此血。"即血液循行于脉管中，内至五脏六腑，外达皮肉筋骨，循环无端，运行不息，不断地对全身各脏腑组织发挥其营养作用。

气血温煦、濡养脏腑组织，使其能发挥各自的功能，是人体进行生理活动的最基本的物质，气血失和可直接引起各种疾病，人体产生的一切病理变化均与气血相关。气血生成虽有赖于脏腑的生化功能，但脏腑功能的产生皆须气血的滋润、畅通和平衡。

气的通畅表现在"升、降、出、入"四种运动方式上，通过脏腑的功能活动体现出来。每一脏腑的气机运动都有固定规律，包括气机运动的方向、循行部位和升降限度。如脾主升发，胃主降浊，肺主肃降，心火下煦，肾水上奉等。如当升不升，反而下降，或当降不降，反而上逆，皆为病态。同时，脏腑间的气机运动又是相互协调，相互配合，升降相因，互为其用的。如五脏贮藏精气宜升，六腑传导化物宜降。气的条达通畅，维持着机体内外环境的统一，保证机体的物质代谢和能量转换的动态平衡，不致出现气郁、气滞、气逆、气陷等气机紊乱的病理状态。

血液循行于血脉之中，由气推动，周流全身，血脉为血液循行的管道，故被称为"血府"。血液的循环永不停息。《三国志》曾引华佗语"血脉流通，病不得生"，说明当时已认识到血液循环正常流通的重要性。血液的正常流行，一则需要有健全周密的脉管；二则需要气的推动。在某些因素影响下，脉道失于固密，气机出现异常，血液就不能正常循行。如血液流出脉管，排出体外，则称为出血；如血液运行不畅，受到阻滞，或溢出脉外，郁于体内，称为瘀血。不管是瘀血还是出血，都是"离经之血"，由于离经之血已离开了脉管，失去其发挥作用的条件，所以也丧失了血液的生理功能，而成为病理产物。

气属阳而生于阴，血属阴而生于阳。血之运行有赖于气的统率，而气之宁谧温煦，也须依靠血的濡润，两者对立统一，相互依存。有关机体正常生理活动和健康的标准，古人常用"正平"或"平"加以概括。如《素问·至真要大论》谓："气血正平，长有天命。"所谓"平"或"正平"即平衡之意。气血平衡是人体生理功能正常的标志，也是平常人必须具备的基本条件。气血的正常平衡不是静止和绝对的，而是必须处在动态的平衡中，这是因为人在生长、发育、壮大、衰老、死亡这个人生过程中，机体内一直进行着一系列复杂的生理活动，不断地进行新陈代谢，为此就需要气机一刻不停顿地进行"升降出入"的运动，血液一刻不停顿地周而复始地循环流动，以完成人体所需要物质的运输和代谢。气血在不断地运动中，又必须保持相对平衡，这样才能各司其职，各自完成其生理功能。如果气血运行失常，就会影响到脏腑、经络、阴阳等各方面的协调平衡，五脏六腑、表里内外、四肢九窍就会出现各种病变。

二、气为百病之长，血为百病之胎

（一）气血病变是临床辨证的基础

气血是维持人体正常生命活动的主要物质，藉以分析和归纳人体种种生理现象。同时，气血失调也是各种疾病的病理基础，脏腑经络的病理变化亦无不影响气血，内、外、妇、儿临床各科的病证无不涉及气血。因此，气血病理变化在八纲、卫气营血、脏腑等辨证方法中，占首要地位。

"辨证"是中医临床的关键，也是治疗与用药的纲领。中医辨证核心是"八纲辨证"，八纲之中，虽无气血两字，但气血内容确尽贯于八纲之中。八纲辨证的总纲是阴阳，人体在正常生理状态中，阴阳双方保持相对平衡，如出现一方偏衰，或一方偏亢，就会出现病理状态。而气血是人体阴阳的主要物质基础，气血正平，则阴阳平衡，疾患消除；表里辨证与气血关系也极为密切，表证辨证多宗"卫气营血辨证"，而卫属气，营属血。里证不外乎脏腑病变，而脏腑病多与气血相关；虚实辨证更不能舍气血而言虚实，不论何种虚证，多兼有气虚或血虚，不论什么实证，皆与气血瘀滞有关；寒热辨证是两种绝对相反性质的病变，但寒热病变均直接影响气血的正常生化功能，如热则煎熬气血，寒则凝涩气血，而气血的寒热病变又直接反映为体征或症状的寒证与热证。故气血病变是临床辨证的基础，也是疑难病证的辨证基础。

（二）气血不和，百病乃变化而生

气血通畅不仅反映机体的精、气、血、津液的充盈健旺，也表明脏腑组织生理功能的正常，气血冲和，百病不生，若一旦气滞血凝，脏腑经脉失其所养，功能失常，疾病即随之而起。疾病不论来自何方，首先均干扰气血的正常流通，而使之紊乱，以致阴阳失去平衡协调，经脉瘀阻不通，气血循行失常，这既是常见病的发病过程，也是疑难病证的发病规律。疑难病证虽然表现奇异少见，致病因素错综复杂，但在复杂的病变中大多要涉及气血，继而造成脏腑组织功能紊乱，不论是器质性疾病，还是功能性疾病，均是以气血为枢纽。因此，在诊治疑难病证时，必须重视气血通畅这个重要环节。

根据《素问·举痛论》"百病生于气"的理论以及唐容川所谓"一切不治之症，总由不善祛瘀之故"，我在临床上提出"气为百病之长，血为百病之胎"之说。气为一身之主，升降出入，周流全身，以温煦内外，使脏腑经络、四肢百骸得以正常活动。若劳倦过度，或情志失调，或六淫外袭，或饮食失节，均可使气机失常，而出现气滞、气逆、气陷等病理状态。气机升降失常也是导致痰饮、瘀血等病理产物内生的根本原因。血液的流通有赖于气的推动，即所谓"气为血帅"。津液的输布和排泄，有赖于气的升降出入运动，即所谓"气能行津"。气机一旦失常，即可产生瘀血、痰饮等病变。气血是疾病发展的两个分期。邪之伤人，始而伤气，继而伤血，或因邪盛，或因正虚，或因失治、误治，邪气久恋不去，必然伏于血分。故我主张对痼疾、顽症、劳伤沉疴、积年累月之内伤杂病、疑难重症等慢性病可从血论治。

总之，各种疾病的发病情况和病理变化虽然不一，但其病变大多要涉及气血。由于气血失和可产生多种病变，因此可以说，气血失和是机体病变和脏腑失调的集中病理反映，它与任何一脏一腑的病理变化都可发生联系。气血失和、循行受阻则会导致脏腑功能紊乱，进而出现功能低下和病理障碍，所以从气血角度辨证，可以把握疾病在机体中的整体病机，通过疏通调和气血就可调整脏腑功能活动，使机体从病理状态转至正常生理状态，从而达到治愈疾病的目的。

三、久病必有瘀，怪病必有瘀

（一）疑难病证从瘀论治

疑难病证大多表现为寒热错杂，虚实并见，邪正混乱，而其病机则均涉及气血。我根据疑难病证的病程缠绵、病因复杂、症状怪异多变的特点，提出"久病必有瘀，怪病必有瘀"之论点。疑难病证中，瘀血为病尤为多见，无论是外感六淫之邪，还是内伤七情之气，皆初病气结在经，久病血伤入络，导致气滞血瘀，故血瘀一证，久病多于新病，疑难病多于常见病。

久发、频发之病从瘀论治。病时轻时重，时发时止，年久不愈的沉疴、顽证、痼疾等疑难病当从瘀论治。初病在气，久病入络是病变发展的规律，疑难病缠延不去，反复发作，导致体内气血流行受阻，脉络中必有瘀凝。明清之际医家傅山指出："久病不用活血化瘀，何除年深坚固之沉疾，破日久闭结之瘀滞？"信然！

奇症怪病从瘀论治。奇症怪病之证无定候，无病位，忽痛忽痒，时上时下，幻听幻视，或有不可名状之苦，其因不可究，既无色诊可查，又无脉证可辨，皆可从瘀论治。其疾多因六淫七情，引起气机逆乱，气血乖违；或因失治、误治、病久影响生化之源而致血瘀；或因胎孕产后、外伤等原因致瘀血停滞，气机失宣，郁滞脉络，着而不去，最终形成难治之证。

久虚羸瘦从瘀论治。五劳七伤，消耗气血所引起极度消瘦虚弱的慢性病谓之久虚羸瘦，表现为肌肉消瘦，饮食减少，面色苍白，心悸神疲，四肢乏力，或寒或热，或肌肤甲错，面色鳌黑。久虚羸瘦，正气不足，推动无力，体内必有瘀血内潜，故可从瘀论治。

久积从瘀论治。癥积久而不去，多由瘀血内结所致。不论寒积、水积、气积、痰积、湿积，积久则碍气阻血，气血不行，瘀从中生，久积为瘀，久瘀必结，久而为肿为瘤。故久积不愈者当从瘀论治。

常法论治不效者从瘀论治。一些慢性病，或反复发作的疑难病，如心脑血管病、慢性肝炎、慢性肾炎、脉管炎、硬皮病及增生性疾病等，视虚补之，视热寒之，视寒热之，或攻补兼施，或寒热并用，常法论治，百药不效者，当从瘀论治。这类病证多由气血乖违，机体功能紊乱，以致寒热夹杂，虚实互见，故而攻之无效，补之无益，唯有疏其血气、令气血条达，方能奏效。

（二）疑难病证的瘀血表现

疑难病证范围广泛，症状怪异多变，而在这些怪异多变的症状中，很多是瘀血证的表现。我在长期诊治疑难病证的实践中，对其瘀血表现进行了归纳。

1. 症状

（1）一般症状。

发热：瘀血证的发热，有全身发热和局部发热两类。全身发热表现为持续高热不退，或高热伴出血、狂躁，或高热伴局部疼痛，或低热绵绵，或往来寒热，或午后潮热，或周期性发热；局部发热表现为局部红肿疼痛，局部肌肤灼热，或自觉心胸、脘胁、少腹、阴器、咽喉部位发热，但全身又无发热症状。

疼痛：疼痛部位固定不移，痛有定处，拒按，按之痛甚，其痛如绞，或似针刺，痛难立消，缠绵迁延。

出血：吐血、咯血、尿血、便血、崩漏、鼻衄、齿衄、肌衄等，或外伤跌仆致局部出血。其出血特点是量多，出血难止，或反复间断不已，血色暗红，或鲜红，夹血块；或出血时伴发热、疼痛；或烦躁，或口渴不欲饮等。

胀满：头目、胸胁、脘腹、腰背以及肢体局部胀满，其特点是胀满持久不减，且日益加重。

瘙痒：肌肤瘙痒，或皮里肉外如虫蚁爬行，抓之不及，阵阵而作。

麻木：肢体麻木不仁，或麻如触电，甚则失于感觉，不知寒温。

板滞：肢体牵掣板滞，活动不利，或关节不得屈伸，或颈项不耐转侧，或俯仰不便，或举握受限。

口干：口干而漱水不欲饮。

多梦：少寐多梦，其梦多惊恐险恶，或梦从高处坠落，或梦窒息欲死，或梦腾云飘逸，或为噩梦惊醒。

健忘：心烦失寐，怔忡健忘，或焦虑不安，思绪紊乱，甚则妄言、妄听、妄见。

（2）脏腑系统症状。

心系：心悸怔忡，心痛，神志错乱，癫狂。

肝胆系：寡欢抑郁，多疑多虑，易烦易躁，喜怒无常，黄疸日久不退。

脾胃系：脘腹疼痛，胀满，灼热，干呕频频，噎膈反胃，不得食，便秘与泄泻交替而作。

肺系：久咳，久喘，久哮，咽燥，梅核气日久不解，咳痰粉红，甚则咳血、咯血。

肾系：少腹胀满拘急，肢体浮肿不退，尿浊，尿血，尿时涩痛，或中断，少尿。

2. 体征

毛发：毛发枯萎，干燥，或色泛黄，易折断，易脱发，或毛发中空，或发梢开叉。

面部：颜面部色黑或暗，印堂黧黑，或面部可见暗红色或褐色斑块，或紫色小痣，或面色青紫、暗红；眼圈色暗或黑，暗而少泽；颧部潮红，或暗红，可见红丝赤缕，鼻红起疱，如酒糟鼻；唇色青紫或暗红；颏下色暗。

眼：巩膜瘀浊，或见瘀丝、瘀点、瘀斑或黄染。

舌：舌质紫暗、暗红，或舌有瘀点、瘀斑、血瘤；舌体强直，舌边有紫暗色齿痕，舌下筋脉紫暗，曲张充盈。

颈部：颈部青筋怒张、充盈，瘿瘤肿块，痰核瘰疬，红丝赤缕，蟹爪血丝。

胸部：皮色暗红，或见红丝，胸部膨满。

腹部：腹大如鼓，脐眼突出，青筋暴露，可扪及癥积、痞块，按之疼痛。少腹压之疼痛拘急，或按之板硬。

腰背部：脊柱椎骨肥大、外突，压之疼痛。

四肢：指趾末端杵状增大，爪甲青紫，下肢浮肿，或局部指趾苍白，按之冰凉，或局部指趾端色黑剧痛。

皮肤：皮肤板滞而硬，触之无弹性，或肌肤甲错、干燥、瘙痒，或瘀斑瘀点，或皮下青紫怒暴，或见肿块、痰核，或见黑痣、紫斑。

3. 病史

久病史：久治不愈的慢性病或顽固疾病，多有瘀血。

手术史：术后血离经脉，久而成瘀，如肠粘连、瘢痕疙瘩等。

月经史：痛经，闭经，月经愆期，经行量少，经色暗而有块，月经早绝。

生育史：男子不育，女子不孕，产后恶露不净，产后崩漏，产后毛发脱落。

生活史：素嗜酒烟，或恣食甘肥，或善感易怒，或受惊吓，或接触疫水、戾气。

外伤史：外伤后多有瘀血作祟。

其他：有癫痫、精神病、更年期综合征以及心脑血管病等病史者均有瘀血。

4. 实验室检查

血液流变学检查：全血黏度、血浆黏度增高，红细胞电泳时间延长，血沉方程 K 值增大，血细胞比容增高，纤维蛋白原含量增加，均提示瘀血证。

甲皱微循环检查：异型管袢增加，袢顶瘀血，流速减量，游态异常及微血管周围渗出、出血。

心血管功能与血流动力学检查：血流量降低，心前区高频阻抗有心脏射血前期（PEP）延长，左室射血时间（LVET）缩短。

心电图及超声心动图检查：心肌缺血劳损，心室肥厚，心脏增大，瓣膜病变。

超声波、同位素脏器扫描：肝脾肿大，肾盂积水，腔内肿块。

放射线检查：肺部炎症、肿块，内脏肿块、溃疡、息肉、憩室。

脑血流图、脑电图检查：脑动脉硬化症、癫痫等。

CT及血管造影：颅内、脏器等有栓塞、血肿、肿块。

血液生化检查：高血脂、高血尿酸、高血糖、高胆红素等。

血常规检查：红细胞、白细胞、血小板增多。

其他：血液中找到狼疮细胞，类风湿因子阳性，血沉增快，抗"O"、黏蛋白增高。

以上从症状、体征、病史、实验室检查四个方面归纳疑难病证的瘀血表现，临床凡具有两方面四项依据以上者，即可诊断为瘀血证。

四、衡法治则

（一）衡法治疗疑难病证有效

衡法是通过治气疗血来疏通脏腑血气，使血流畅通，气机升降有度，从而祛除各种致病因子，因此对疑难病证的治疗有着积极意义。王清任谓："周身之气通而不滞，血活而不瘀，气通血活，何患疾病不除。"实践证明，衡法对多种疑难疾病都有较为满意的疗效，如慢性肝炎、慢性胃炎、血小板减少性紫癜、血栓性脉管炎、慢性肾炎、尿毒症、系统性红斑狼疮、偏头痛、肿瘤、新生儿硬肿病及五官、皮肤等科的疑难病证，在实验中也取得了客观指标的支持，如对565例疑难病证病人做了血液流变学测定，发现他们均有血瘀阳性指征，经治疗好转后，实验室指标也相应好转。清代程国彭《医学心悟》曾提出汗、吐、下、和、温、清、消、补八种治疗法则的理论，在当时，对继承总结中医治则起了推动作用。但沿袭迄今，中医的治疗学已大有进展，"八法"已不能包括中医所有的治法。血液循经而行，环流不息，濡养全身，若因各种原因（气、寒、热、出血、外伤、久病、生活失宜等）而出现血行不畅，或血液瘀滞，或血不循经而外溢，均可形成血瘀。瘀阻脉道内外，既影响血液正常流行，又干扰气机升降出入，以致机体阴阳气血失衡，疾病丛生。衡法调整阴阳，平衡气血，改善内环境，扶正祛邪，不是"消法"，也不是"攻法"，又有异于"补法"，所以称其为"衡法"。所谓衡者，《礼记·曲礼下》所谓"大夫衡视"，犹言平。《荀子·礼论》谓"衡诚悬矣"，系指秤杆。可见衡有平衡和权衡之义，能较全面反映其疏通气血，平衡阴阳的作用。衡法所用方药，以活血化瘀、行气益气等药味为主，畅利气机，净化血液，具扶正祛邪，固本清源的作用，适合于阴、阳、表、里、虚、实、寒、热等各种疾病，临床观察发现其有较大的潜力与广泛的运用前景。如疑难病证涉及面广，病机复杂，应用单向调节治疗往往顾此失彼，疗效不佳，而衡法所具备的多方面的双向调节功能，正是其能攻克疑难病证的原因所在。

（二）衡法治则的临床实践

衡法以"气为百病之长，血为百病之胎"为纲，辨治各种病证，或从气治，或从血治，或气血双治，处方用药多从"通"字着眼，以调畅气血而安脏腑为治疗原则。若病邪阻遏气血属实证者，则用疏通法；若因脏腑虚弱致使气血不通者，则用通补法。通过调畅气血，以达到"疏其血气，令其条达而致和平"的治疗目的。

1. 从气论治

（1）疏畅气机法。历代的调气、舒气、理气、利气、行气等法，其含义均为疏畅气机。此法是针对郁证的一种治疗方法。郁证系指情志怫郁，气机不畅所致的一类疾病的总称。肝主疏泄，斡旋周身阴阳气血，使人的精神活动、水谷运化、气血输布、三焦气化、水液代谢皆宣通条达，一旦肝失常度，即会使阴阳失调，气血乖违，于是气滞、血瘀、痰生、火起、风动，诸疾丛生。治郁先理气，气行郁自畅，通过疏畅气机，不仅能疏肝解郁，而且可藉以根治多脏腑病变，故临床辨证用药，不论是补剂、攻剂，还是化痰、利湿、活血等方，均配以疏畅气机之药，如取小茴香、乌药配泽泻治水肿，檀香配生麦芽治食滞，生紫菀配火麻仁治便秘。对气郁甚者则取芳香开窍之品，取其辛香走窜之性，以畅气开郁，如用苏合香丸治顽固性胸脘胁痛，以麝香治厥逆、心因性呕吐、呃逆、耳聋等，每能药到病除。

临床所及，气机郁滞以肝、肺、胃病变最为多见。因肝气易郁结，肺气易壅逆，胃气易阻滞，故我每用逍遥散化裁统治，以疏畅气机，使气血平和，循环无阻，达到五脏六腑协调，邪祛正安的目的。如取逍遥散加黛蛤散等治支气管扩张咯血，加山羊角、石决明等治高血压，加生蒲黄、葛根等治冠心病心绞痛，加平地木、仙人对坐草治乙型肝炎，合四逆散治慢性胃炎，合痛泻要方治结肠炎，合化瘀赞育汤治不孕不育等。若气郁化火，兼有痰热，则取柴胡加龙骨牡蛎汤加减，此方以小柴胡汤之半去甘草加桂枝，意在疏畅肝气；加茯苓、大黄清泄痰热，佐以龙骨、牡蛎重镇邪热所扰之魂魄，加铅丹之重坠者，以祛膈上之痰，因铅丹有毒，且对胃肠有刺激，常用代赭石替代。临床对脑动脉硬化症、帕金森病、顽固性失眠、癫痫等难治病，凡属肝胆郁热，痰浊内扰者，取此方加减治之，多可取效。

（2）升降气机法。此法适用于气机升降失常之证，气机升降出入是维持人体内外环境动态平衡的保证，六淫七情可使脏气偏盛偏衰，偏盛则气机升降太过，偏衰则气机升降不及，气机升降不顺其常，当升反降，应降反升导致脏腑之间升降紊乱，从而呈现症状错综复杂、病理虚实夹杂、清浊相干的状态，治疗当用升降气机法。

脾胃为气机升降之枢纽，脾主升清，胃主通降，为生化之本，若脾气失健而不升，胃气失和而不降，气机升降失常，湿、痰、瘀诸邪内生，则心下痞满、脘胁胀痛、形体日瘦等症迭起。苍术气香而性燥，统治三焦湿浊，质重而味厚，以导胃气下降，配以升麻质轻而味薄，引脾气上腾，二味相配，俾清气得以升发，浊气得以下泄，临床辨证将之加入诸方中，用治慢性胃炎、胃下垂、胃肠功能紊乱、慢性肝炎、胆囊炎、胰腺炎等，颇多效验。

临床诊疗时我推崇"脾统四脏"之说，脾胃健旺，五脏六腑的气机升降就有动力来源，因此我常用升降气机法治疗全身多种疾病，如枳壳配桔梗升降气机治冠心病，柴胡配青皮宽胸畅中治肝胆疾病，升麻配乌药、茯苓提壶揭盖治泌尿系疾病，葛根配枳实升清降浊治结肠炎等。

肝以升发为顺,肺以宣降为常,由于肝藏血,肺主气,故肝肺的升降实质上也是气血的升降,若肝气横逆,肺失宣降,则一身气血皆滞。肝肺升降失常的调理,是一个重要方面,因肺失宣降则木受金刑,致肝气不得升发,正如王孟英所谓:"清肃之令不行,升降之机亦窒。"治疗疑难病证常用"轻可去实"之法,以质地轻扬,气味轻薄之品入药,此类药物性能宣透通达,归经入肺,有助于恢复肺的宣降本性,使气机升降有度。如取辛夷花、苍耳子宣通肺窍治过敏性鼻炎;石楠叶、苦丁茶苦泄降气治神经性头痛;紫菀启上开下治二便不利;桑叶、桑皮引药入肺治面部色素沉着等,往往一举中的。

(3)降气平逆法。此法能使上逆之气得以平顺,所以又称平气、顺气法,多用于肺气上逆、肝气上逆等证。因呼吸系统的疑难病证多缘肺失宣肃而起,故对呛咳频繁、喘促胸满、痰多气涌、头涨目眩等肺气上逆证,我论治用药每参以葶苈子、苏子、旋覆花、枇杷叶等肃肺之品,以冀上逆之肺气得以肃降。葶苈子能疗肺壅上气咳嗽,止喘促,除胸中痰饮,集降气、消痰、平喘诸作用于一身,凡宜肃降肺气者,不必见痰壅热盛,即可投之。如咽痒咳喘,痰黏难出等热证,可取麻杏石甘汤加葶苈子等清热肃肺;痰多白沫,形寒神怯属寒证者,可用小青龙汤、麻黄附子细辛汤加葶苈子等温经肃肺,先发制人,一鼓而下,往往立竿见影。

根据《黄帝内经》"怒则气上"之说,精神系统的疑难病证与肝气上逆相关,对精神分裂症、癫痫、老年性痴呆等难治病,我习用金石药与蚧类药以重镇降气。如对狂躁为主症者,选用生铁落饮合桃核承气汤以平逆泻火;对健忘失眠、幻听、幻觉者，则首选磁石配石菖蒲、蒲黄、丹参等降逆活血开窍；兼有盗汗、遗精者，则用龙骨、牡蛎以收敛肝气；伴有头晕目眩、两耳作鸣者，则重用山羊角、生石决明，并配以通天草、海藻、钩藤等平肝潜阳。气有余便是火，气降即火降，降气法除具有平顺上逆之气的作用外，尚有降火作用。气火逆乱，则脉络不宁，血溢脉外而导致出血，故降气平逆法是治疗血证的主要疗法之一。综合缪希雍"宜降气不宜降火"之观点，此时首选降香折其逆气，既能降气以降火，又可止血而不留瘀，用于血证，有一举两得之妙。此外，在治疗出血重症时，还配合应用外治法，以平逆降气，如取附子粉、姜汁调敷两足涌泉穴，或用生大黄、鸡子清调敷两太阳穴等，临床屡用屡验。

（4）补气升阳法。此法是李东垣治疗脾胃内伤病证的重要大法，李氏认为"脾胃内伤，百病由生"，病机关键在于脾胃虚弱，阳气不升，故在治疗上强调补脾胃之气，升阳明之气，使脾胃健，纳运旺，升降协，元气充，则诸病可愈。如湿浊等邪久羁不去，用人参、黄芪等甘药补气，配升麻、柴胡、葛根等辛药升发脾阳以胜湿。我每取李氏清暑益气汤化裁，治冠心病和心肌疾病、胃病、肝胆病以及肾炎、尿毒症等属中气本虚，又感湿热之邪的病证，颇有效验。我在临床上特别看重升麻的功效，升麻体轻上升，味辛升散，最能疏引脾胃之气上升。

补气升阳法还具有引血上行的作用，清阳之气出上窍，实四肢，发腠理，血液上行于脑，亦全赖清阳之气的升发，人体随着年龄的增长，清阳之气日渐衰弱，以致气血上奉渐至减少，血气不升，脑络失养，则头痛眩晕，健忘，清窍失聪，诸如高血压、脑动脉硬化症、老年性痴呆等病丛生。我每以补气升阳为基础，辅以散风之类，如蔓荆子、葛根、细辛、白芷等，再加入川芎、赤芍、桃仁、红花等少量活血化瘀之品以调整气血升降，引血上行，此法对眩晕绵绵、遇劳更甚、少气懒言，脉细，舌淡紫，苔薄等气虚兼有清窍失聪者最为合适。

（5）通补阳气法。外邪侵袭，或情志、饮食失常，影响脏腑经络，会使阳气痹阻，或致阳气衰惫，不能输布津液，运行血液，引起水液内停，血涩成瘀。发展到慢性阶段时，阳气亏虚和痹阻表现更为突出。治此须着眼于温补和宣通阳气。阳气旺盛，运行通畅，能激发脏腑恢复正常的生理功能，而且阳气一旦振奋，即可迅速动员全身的正气与病邪相争，促使病邪消散，经络骤通，诸窍豁然，疾病得以改善。

病属邪痹阳遏者，则用通阳法；因脏腑阳虚而元真不通者，则用补阳法。由于疑难病证病情复杂，每每虚实相随，正邪互变，故临床更多的是将通阳法与温阳法熔于一炉，即在辨证基础上加附子治之。附子为补命门真火第一要药，其性雄壮剽悍，力宏效捷，走窜十二经脉，既行气分，又入血分，既能通阳，又可温阳，虽辛烈有毒，但配以生地甘润制其燥，佐以甘草，缓制其毒，则其应用范围大为拓宽。如取附子加入滋肾通关丸治肾盂结石；配以苓桂术甘汤防治支气管哮喘；伍以补中益气汤治重症肌无力；佐以六味地黄丸治尿毒症、肝硬化腹水等，随证配伍，皆有疗效。

心居阳位，为清旷之区，属阳脏而主阳气。心主一身之血脉，藏神而主导全身，其华在面，开窍于舌，在液为汗，在志为喜，以上生理功能正常与否均与阳气盛衰相关。若心阳不振，则血脉失畅，胸痹、心痛之证即发。据此，用《伤寒论》少阴病方剂治疗心血管病，疗效显著。如取麻黄附子细辛汤治慢性肺心病，附子汤治冠心病，通脉四逆汤治病态窦房结综合征，真武汤治心力衰竭，辨证施治多有疗效。

2. 从血论治

（1）清热活血法。取活血药与清热药同用，适用于血热瘀证。热毒内遏可熬血成瘀，瘀血郁结也可蕴热化毒，形成瘀热，多见于各种创伤性炎症、病毒感染、慢性溃疡、变态反应性炎症及结缔组织疾病、出血性疾病、肿瘤等疑难病。各种感染发热，若多用寒凉，往往会导致血受寒则凝之弊，治疗用药则宜遵"温病用凉药需佐以活血化瘀之品，始不至于有冰伏之虞"，于清热解毒方药中加入丹参、丹皮、桃仁、赤芍等化瘀之药，既可提高疗效，又能防止血瘀形成。而瘀血郁而发热则属内伤发热，起病缓慢而缠绵，久治不愈，因血瘀部位不同而发热程度也有所区别。临床以仙方活命饮、清营汤、犀角地黄汤、清宣瘀热汤、犀泽汤等辨证施治，俾瘀消热去，气通血活。

犀泽汤是治疗慢性乙型肝炎的经验方，由广犀角、泽兰、苍术、仙人对坐草、土茯苓、平地木、败酱草组成，功能清热解毒，疏肝活血。乙型肝炎的病变过程与"温疫""湿温"等温病传变规律相似，病邪由外而入，初期多兼恶寒、发热等卫分症状，随着病情发展，相继出现气分、营分、血分的证候。慢性乙型肝炎病久不愈，病机多为湿热毒邪侵淫营血，其缠绵难祛和蔓延流注的特点尤为显著，若从气分论治，投以疏肝理气、清气泄热之剂，虽也有效，但疗效不长，病易反复。犀泽汤以广犀角、泽兰、苍术为主药，清营解毒，泄热祛湿，并配以败酱草辅犀角、泽兰凉血解毒，取仙人对坐草、土茯苓、平地木佐苍术祛湿开郁。诸药同用，共奏清营泄热，祛湿解毒，开郁活血之功。方中犀角、苍术对慢性乙型肝炎有特殊疗效，犀角不仅能凉血，还能解毒，临床发现其对乙型肝炎表面抗原（HBsAg）阳性及谷丙转氨酶（GPT）长期不降者有良效。苍术苦温，为燥湿要药，与犀角同用，凉血而无寒凝之虑，燥湿而无助火之弊，擅长搜剔营分湿热之邪。经用犀泽汤治疗病情好转，HBsAg 转阴后，为预防其复发，可将犀泽汤改制为丸剂，再服 1～2 个疗程，以巩固疗效。

（2）温经活血法。取活血药与温里药同用，适用于寒凝血瘀证。血气者，喜温而恶寒，得温则流，得寒则凝，寒为阴邪，其性收引，能抑阳而凝血，血气为之运行不周，渗透不遍。温经活血法能使阳复寒去而促瘀化，故能主治寒邪内伏或阳虚阴凝，血液凝滞不通而致的手足厥冷、脉细欲绝、头痛、胸痛、腹痛、舌淡苔白等症。温里药如附子、肉桂、桂枝、仙灵脾、仙茅、巴戟天等与活血药配伍，能加强活血化瘀的功效，且能强化机体内多系统的功能，因此对寒凝血瘀证的充血性心力衰竭、病态窦房结综合征、冠心病心绞痛、慢性肾功能衰竭、垂体功能减退、艾迪生病、顽固性哮喘、硬皮病、不育症、不孕症等表现为功能低下的疑难病常有良效。常用方剂如少腹逐瘀汤、化瘀赞育汤、温经汤、当归四逆加吴茱萸生姜汤等。

化瘀赞育汤是治疗男科疾病的经验方，男科疾病不仅与肾有关，更与肝相关，肝体阴而用阳，职司疏泄，性喜条达而恶抑郁，若情志不遂，抑郁不乐，必然导致肝气郁结，气滞日久，血流不畅，足厥阴经脉为之失养，则"阴器不用"。肾与肝在生理、病理上常相互影响，肾精之封蛰溢泻必赖肝之疏泄，而肾精亏损又可致肝血不足或肝气失畅，因此，温经补肾，活血疏肝是治疗男科疾病行之有效的途径。化瘀赞育汤以柴胡、枳壳疏理气机，以桃红四物汤活血祛瘀，气血双调，其治在肝；熟地以滋养肾精，紫石英温补肾阳，阴阳平补，其治在肾；加入桔梗、牛膝提上利下，贯通血脉，疏肝气之郁滞，化血脉之瘀结，而使肾气得以振奋。用治阳痿不育、早泄、不射精、睾丸肿痛、阴囊萎缩等男科疾病多验，对久服补肾药，实其所实者而致的坏病尤宜。

（3）活血止血法。取活血药与止血药同用，有相反相成的作用，适用于血瘀出血证。凡出血必有瘀血停滞脉外，瘀血不去，血难循经而行，以致出血反复不止。若单用止血法往往难以奏效。此时当去蓄利瘀，使血返故道，不止血而血自止。如临床所见的咳吐衄血，其色紫黑或鲜红或有块，或便血如漆，或尿血作痛，或肌衄累累，均为血瘀出血之象。治宜活血以止血，如用止血粉（土大黄、生蒲黄、白及）治胃与十二指肠溃疡出血；投花蕊石散以治咯血、便血、溲血；以水蛭粉吞服治小脑血肿；用生蒲黄、参三七治眼底出血；取贯众、益母草治子宫功能性出血；用马勃、生蒲黄外敷治舌衄等，皆有化瘀止血之意。

造血系统的疑难病，如再生障碍性贫血、白血病及血小板病等的发病，多与瘀血有关，这些疾病所表现的反复出血不止，正是瘀血作祟的证明，肝脾肿大、贫血及全身衰竭等，也与瘀血证相关。其血瘀内结是肝脾肿大的主要原因。而严重贫血和全身衰竭类似于中医的"虚劳"，虚劳是由血液亏损，脉道流行迟缓形成血瘀，脏腑经络为之失养导致的。可用活血化瘀法治疗造血系统的疑难病证，对病情虚实寒热错杂者，以辨证论治为主，适当加入丹参、鸡血藤、当归、桃仁、红花、赤芍、三棱、莪术等活血化瘀之品；对瘀血证明显者则以桃红四物汤加减治之。桃红四物汤寓祛瘀于养血之中，通补相兼，攻而不伐，补而不凝，有活血不伤正，止血而不留瘀之功；若血象低下者，加升麻升清提阳，虎杖化瘀降浊，两药相使，升清降浊，鼓舞气血生长；形寒肢冷，阳气虚弱者，加补骨脂、肉桂、鹿角、牛骨髓等以温补肾阳，刺激骨髓再生；纳呆腹胀，脾失健运者，加苍术、白术、檀香、生麦芽等以运脾健胃，促进药物吸收，寓"上下交损，当治中焦"之意。

（4）活血通络法。取活血药与通络之类药同用，适用于络脉瘀阻证。外感六淫，内伤七情，饮食劳倦等均能致气血阻滞而伤人经络，经络中气血阻滞，运行不畅，当升不升，当降不降，则可引起脏腑病变。初为气结在经，证见胀痛无形，久则血伤入络，证见刺痛有形，由于络脉痹窒，败血瘀留而成顽痛、癥积、疟母、内疝等疑难病证。可用辛温通络之品，如桂枝、小茴香、威灵仙、羌活、独活等与活血药配伍，能引诸药直达病灶而发挥药效，且辛温之药大多具有辛香理气、温通血脉的作用，能推动气血运行，促进脏腑功能活动，有利于气滞血瘀、瘀阻络脉等病证的消除。对络病日深，血液凝坚的沉疴痼疾、络脉久痹则非一般辛温通络之品所能获效，可循叶天士"每取虫蚁迅速，飞走诸灵，俾飞者升，走者降，血无凝著，气可宣通"之法，投以水蛭、全蝎、蜂房、地鳖虫等虫蚁之类以搜剔络脉之瘀血，松动其病根。临床多以活血药为基本方，配以僵蚕、蝉蜕、白芷等治过敏性鼻炎；辅以桂枝、地龙、大黄䗪虫丸等治多发性缩窄性大动脉炎；佐以五灵脂、小茴香、肉桂治妇人痛经、不孕；并自拟消瘤丸（水蛭、牡蛎、延胡索等）治血管瘤。

龙马定痛丹治顽痹，源出王清任之"龙马自来丹"，原方用治痫证。我经长期临床验证，修改方剂组成和扩大治疗范围，定名为"龙马定痛丹"，应用 30 余年，治风湿性关节炎、类风湿关节炎、痛风性关节炎、颈椎病、肩周炎、退行性关节炎、雷诺病、腰肌劳损等 2000 余例，效果满意。龙马定痛丹由马钱子、地鳖虫、地龙、全蝎、朱砂等组成。马钱子性寒有毒，具活血通络、止痛消肿功效，经土炒香油炸，其毒性减弱，配以破血通络的地鳖虫，祛风止痛的全蝎，善于走窜的地龙，则有活血脉、化瘀血、祛风湿、止痹痛的功效。经实验研究，龙马定痛丹对躯体性疼痛有较强的止痛效果，且发生作用快，维持时间长，是一新型的复方止痛剂。

（5）活血祛痰法。取活血药与祛痰药同用，适用于痰瘀交结证。古人素有"怪病多痰"之说，其实津血同源，若机体失其常度，则熬津为痰，凝血为瘀，以致痰瘀互结为患，如临床所见的冠心病、高脂血症、脑血管病、老年性痴呆、尿路结石、哮喘、类风湿关节炎、癫痫等疑难病，均有痰瘀交结之象。此法常配的祛痰药有半夏、南星、陈皮、白芥子等。临床尤其推荐用生半夏，本品以水洗之，未经制用，即可入药，可佐以少量生姜以制其毒，随证配伍，治疗疑难病证辄能事半功倍，如取生半夏配黄连、竹茹、砂仁等治顽固性呕恶；配干姜、细辛、五味子治寒饮哮喘；配胆南星、郁金、石菖蒲治癫痫，每能得心应手。

"怪病多瘀"与"怪病多痰"互相影响，用药必须兼顾，脉舌互参，辨证施治。若病人形体肥胖，舌苔浊腻而垢，口甜而黏，脉沉弦细滑，治宜化痰为主，方用黄连温胆汤、瓜蒌薤白汤化裁。如病人面色黧黑，唇青舌紫，癥瘕积聚，脉沉迟涩，或弦紧，当以活血为主，方选桃红四物汤、血府逐瘀汤加减。如选半夏、茯苓、陈皮、枳壳、桔梗化痰理气，丹参、川芎、降香宣痹化瘀，活血通脉治冠心病心绞痛；以通窍活血汤合黄连温胆汤活血安神，豁痰开窍治老年性痴呆；取虎杖、山楂、决明子、苍术、白术祛血中之痰浊治高脂血症；用血府逐瘀汤加白芥子、甘遂等治尿路结石合并肾盂积水等。

3. 气血双治

（1）理气活血法。取活血药与理气药同用，是最常用的相使配伍法，适用于气滞血瘀或血瘀气滞证。气为血帅，血随气以周流百脉，气滞可以引起血瘀，血瘀也可导致气滞。凡六淫七情侵袭，气血阴阳乖违，或病久入络，血瘀气滞，皆可使气血胶结不解，故气滞血瘀所致的"久病""怪病"最为常见，治当理气化瘀，宣畅气机。临床可根据其所滞部位之不同，而选用相应的方药。如取丹参饮加味治慢性胃炎；膈下逐瘀汤治溃疡性结肠炎；身痛逐瘀汤治类风湿关节炎；癫狂梦醒汤治癫狂等。

我临床常以血府逐瘀汤为主方，随证加减，治疗多种疑难病证。如根据"足厥阴肝经环阴器"的理论，取血府逐瘀汤改生地为熟地，加紫石英、韭菜子、蛇床子等治泌尿生殖系统疑难病证，如阳痿、早泄、不射精、睾丸炎、遗尿等；以"肺主皮毛"为依据，加桑叶、桑白皮疏风宣肺，引药入肺治面部色素沉着、鼻部疾病及多种皮肤病；加磁朱丸或生铁落饮治疗和预防有长期失眠症状的神经衰弱、精神分裂症；配指迷茯苓丸或礞石滚痰丸，或加生半夏，痰瘀同治以疗癫痫；原方倍桔梗宣畅肺气以治咽炎、久咳；加升麻益气升阳治失音等；若气滞甚者加檀香或降香；挟外感者加苏叶；有湿阻苔腻者加苍术、川朴；偏热者去川芎，加鲜生地；便溏者去生地、桃仁，加苍术、白术等。药物剂量也随证之轻重而增减，如川芎散风理气，活血化瘀，治胁痛、疗胸痹、散血积、愈头风，用量为 4.5g、9g、15g 乃至 30g 不等。

（2）益气活血法。取活血药与补气药同用，适用于气虚血瘀证。气盛则血流滑疾，百脉条达，若病久脏气受伐，气弱则血流迟缓，运行涩滞，乃至瘀血。证见病痛绵绵，劳则尤甚，气短乏力，舌淡紫，脉涩无力等，治宜益气活血，以求气旺而血行畅，瘀化而脉道通。活血药与补气药配伍，其效相得益彰，活血药既有助于气血运行，逐瘀血之隐患，又能消除补药之黏腻，为补法发挥药效扫清障碍。滑伯仁谓每加行血药于补剂中，其效倍捷。补阳还五汤为益气活血法的典范方剂，用于心脑血管病、顽固性水肿、遗尿、肾结石等属气虚血瘀者，多获良效。

我在生命科学的研究中，发现人体进入老年后，由于长期受到七情、六淫、外伤跌仆以及各种疾病的干扰，气血的正常循行必然受到影响，出现流通受阻，瘀血停滞的病理状态，脏腑得不到气血的正常濡养，生理功能无法正常发挥，造成痰浊等病理产物内生，而加重瘀血的程度，形成恶性循环，最终导致脏腑虚衰，精气神亏耗，机体衰老。我选用黄芪、川芎、红花等益气活血药组成"衡法冲剂"进行了延缓衰老的研究。经实验与临床观察，发现其能明显延长果蝇寿命；提高小鼠的学习和记忆能力，保护其正常生殖器官，维持其生育能力；保持家兔的脏器正常组织结构；临床证实其能显著改善老年人的衰老表现，提高机体免疫功能，改善血液流变学状况等，确有良好的延缓衰老效果。

冠心病是老年人常见的疾病之一，其病机多为脏气不足，瘀滞心脉。若纯用参、芪益气，则愈补气愈滞；单用芎、芍活血，则愈通气愈耗，血愈亏，具有实不受攻，虚不受补的特点。自拟益心汤，取补气与活血同用，通补兼施，方中重用党参、黄芪养心益气为君；辅以葛根、川芎、丹参、赤芍、山楂、降香活血通脉为臣，君臣相配，旨在益气活血，俾气足则助血行，血行则血瘀除；佐以微寒之决明子，疏通上下气机，以增活血之力；使以石菖蒲，引诸药入心，开窍通络。诸药合用，共奏益气养心，行气活血，祛瘀止痛之功，用于冠心病、心肌梗死、心肌炎等病，颇多治验。

临证篇

第四讲 中医治疗内科急症思维演绎

内科急症包括高热、急痛、急性出血、厥脱等，与传统所谓的"臌、膈、风、痨"等疑难疾病一样，是中医中药亟须研究和攻克的疾病范畴。认真发掘与整理历代医家和当今名老中医诊治这类疾病的经验，是弘扬中医中药学的一个极其重要的部分。

一、内科急症诊治心法

（一）法贯一元论，系统看急症

在治疗内科急重症时，其临床思维的踪迹基本上为先有演绎，再有归纳，其中亘贯着"一元论"思想。一元论思想的根本特点是从现象的不同组合来判断现象系统证候的特异性质。内科急症热、痛、血、厥四大证象，既相对独立，又相互联系，在温病范畴内这种联系尤为突出，它们演化的规律呈明显的系统性。见下图（内科急症热、痛、血、厥演化规律图）。

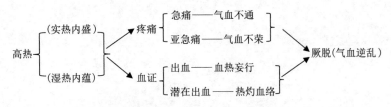

内科急症热、痛、血、厥演化规律图

中医急症的临床研究，首先是总结四大证的辨证论治规律，温病卫气营血是对外感类疾病传变的高度概括。从众多的病例观察中发现，大多数病人具有温病卫气营血的证候特点，按此辨证，专用中药治疗，多能收到满意效果，这已为中西医所公认。卫气营血辨证不仅适用于传染病，而且适用于内科的非传染性的感染性疾病。

经大量资料分析可知，外感病以气分证最为多见，其次为卫分证。邪在卫分基本不发生逆变，而热盛于气分，如不加阻遏常有逆传而致变证的危险。因此，把握住气分高热关，用药制止逆传即能大大减少急痛、急性出血、厥脱的发生。逆传之初，常以痉惊为先兆，热毒内侵应严密观察机体的反应，"数法联用，菌毒并治"，围追既病，不使滋蔓，阻截变证，先法制病。在治疗中，主张"安内攘外"治则，救疗必须兼备两手，"战不嫌狠、抚不嫌稳"，无论病毒、菌毒还是热毒，病机均在一"毒"字，毒不去热不清，毒入里变证起，故当未雨绸缪发于机先，务使未受邪之地稳住，不致正虚邪陷。我在临床上推崇张景岳药中四维之说，"附子、大黄乱世之良将，人参、熟地治世之良相"，但在具体运用上，败毒喜大黄、石膏联用，剿抚则大黄、附子并投。扶正区别阴阳。养阴每以熟地易鲜生地，参以伤阴程度的轻重不同，分别选用南沙参、北沙参、玄参、珠儿参、皮尾参、西洋参。补阳以别直参加附子，平补则取生晒参。对药物的配伍组合则突出一元论，对方剂的加减化裁要体现系统性，在急症中运用清热解毒方药时，强调增效与减毒的问题，清热必须适时与通腑、凉血、养阴、醒脑药物并用，解毒则当协同活血化瘀、攻下、清营、透邪之法。

（二）辨证加辨病，推陈以出新

我们治疗急症，需遵循中医理论，应用现代科学方法对中医急症的病因病机进行系统观察，以推陈致新。中医在抢救中尤其要注意疾病的新动向，比如菌群失调、二重感染、抗生素产生耐药性等问题，古代文献缺乏此类记载，得靠自己摸索路子。近年来我们在急症工作中较多地采用了辨证与辨病相结合的方法，对整个病情有了更全面的了解，把西医侧重病因和病理形态的诊断与中医侧重全身疾病反应状态的诊断结合起来，既体现了中医辨证论治的精神，也摸索出一些对证型有参考意义的客观指标，增加了诊断的深度和广度。

从辨证入手，是开展中医急症临床研究的先决条件，而辨病不仅仅在于对中医学说进行论证，提供具有说服力的证据，更重要的是要对中医学术的补充、完善和发展做出贡献，目的是为中医辨证的提高建立一套病因、病机、病位、病性四位一体的综合认识。我们提出了证－理－效鼎足三要素的观点，抓住证，通过对证的客观指标的宏观和微观辨证，以中医理论为基点，进行临床验证和实验室研究，再反过来把证的病理生理学基础和临床表现的特点用新的理论阐明出来，如内科急症最常用的清热解毒、通腑攻下、活血化瘀、益气养阴等治则的疗效机制，主要在于增强机体的非特异性抗感染能力和机体对感染的反应性调整应激能力，通过对这两大功能的论证，文献中缺乏记载的菌群失调等问题，也就迎刃而解了。

（三）博学与精专，师古不泥古

学习中医是由懂－通－精－化－神的过程组成，每一环节都不可缺少，对一般中医的要求在懂和通，而高层次的中医必须在此基础上达到精、化、神的境界。我推崇传统中医理论，但不墨守成规，而是不断探索出新的理论观点。

博览群书才能博学多技，陶弘景有名句言："一物不知，儒者之耻。"要扩大视野，丰富知识，还要善于总结前人经验，敢于提出自己的观点。比如将《黄帝内经》之"气（指客来邪气）血以并，阴阳相倾，气乱于卫，血逆于经"，与吴又可之"客邪贵乎早逐"两种认识结合起来可知，急症热病用药应药不厌凉、凉不厌早，阳明是邪、热、毒、瘀交溷之区，我推荐石膏、大黄二药。石膏泄在经之热独擅其长，大黄通在腑之热堪称良将。对痛证，《黄帝内经》明训"血气离居，一实一虚"，对痛无补法提出了异议，急痛大多在于气血不通，亚急痛则更多在于气血不荣。不通与不荣是疼痛这个问题的两个方面，运用衡法理论治疗能"击其中应及两端"。对于血证，唐容川有"止血、消瘀、宁血、补血"通治四则，创"血无止法"之论，我审证求因，认为血证病机在气滞、病理在瘀，辟唐容川"止血"为先的认识。我对治血证用大黄颇多研究，结论是大黄撤热有釜底抽薪之力，降火有导龙归海之功，入血直能凉血化瘀、推陈致新。大黄一专多能，世人多畏其峻利，实属因噎废食。对于厥证，我发展了《素问·厥论》中"甚则泻之，虚则补之"的观点，认为厥脱分"邪毒极盛""正气大虚""邪毒将闭或已闭""正气欲脱或已脱"四型辨证，为厥脱的救治提供了一个比较全面的且更具概括性的研究思路。

二、内科急重症临床经验

（一）高热

1. 热证大纲：郁、结、蕴、伤

发热的病因西医学分为感染性和非感染性两大类。感染性发热见于各种传染性疾病和感染性疾病，非感染性发热见于血液病、变态反应性疾病、恶性肿瘤、结缔组织病、物理性及化学性损伤、神经源性损伤以及其他疾病。

中医则从病机分类，根据邪正相争的态势可分为郁热、结热、蕴热、伤阴致热或气阴两伤发热。发热是机体对邪气的一种全身性反应，一般说，初、中期多为正邪剧争，阳热亢盛。若有寒湿外束，或有瘀、痰、食内滞，热必郁而不发，继则留结为患。及于末期，邪热久羁，阴虚而阳热仍炽，常呈虚实夹杂之候，其热蕴伏，邪无正气推送，或热久耗气伤津，劫精涸液，转为虚家发热。随着不同的病理机转，发热表现亦不尽相同，要正确鉴别各种发热的性质，必须结合全身症状表现进行分析。

壮热：多见于肺卫之邪顺传阳明的阶段，或有外邪阻滞羁绊。此时病人多恶寒罢，发热转甚，灼灼炙手，蒸蒸汗出，此为表邪入里达于气分的标志，其时由于里热蒸迫，同时伴有汗多烦渴等症。

日晡潮热：为热结阳明腑实的热象表现，日晡为阳明经气正旺之时，正邪相争益甚，病人午前开始发热至日晡热象明显上升，伴有大便秘结、腹满硬痛。

身热不扬：发热时有起伏，为湿中蕴热，热为湿遏，多见

于湿温病湿热蕴阻气分阶段，伴有胸中窒闷、泛恶、神呆、面垢等象。

身热夜甚：入暮以后，热势上升，为邪热及于营分之征。营血属阴，邪热消烁营阴，故其发在阴盛之际，发则身热如炽，因营阴不足，固当无汗，舌质绛红，脉细数。若有汗，当察看颈部有否红疹透发，有则是为邪气已显外泄之机；倘无汗必已深入血分。

身热肢厥：热伏于血分，阳气不能通达四末，邪热郁伏愈深，肢厥愈甚，所以有"热深厥亦深，热微厥亦微"之说。常继发于阳明热盛、阳明热结、热闭心包之后，其时多伴有胸腹灼热，烦躁不已，脉数，苔焦黄或灰黑干燥。

中医病机分类，确实有其优越性。检测体温的高低，只能探明发热的轻重程度，不能代表邪热的轻重程度；免疫功能及白细胞的化验，只能说明机体反应性的状态，作为正气抗邪能力的佐证，而不能取代邪正相争态势的总体判断；病原学的检测有助于中医选用治疗药物时参考，但不能替代中医外感六淫的病因辨证。中医学术上这些独到之处，来源于独特的理论体系，中医急症发热的辨证论治必须保持中医特色，同时吸取和利用现代检测手段，使之为我所用，而不是异化。

2. 卫表先汗，变通有四

治邪在表卫的原则，可总结为八个字：风从表解，热从汗泄。非汗则邪无出路，《素问·调经论》谓："卫气不得泄越，故外热。"卫气郁阻，肌腠失却温养则恶寒，皮毛开合失司则无汗，于是头痛、咳嗽并作。然而有用表散而热仍不解者，即当考虑其热之所"附丽"。所谓"附丽"，总括为瘀、食、痰、郁四端。

夹瘀血：素有血瘀的病人，一旦受温热毒邪侵袭，毒邪即易与瘀相互依附，着于血脉之中，其症状除卫分见症外，必兼舌暗、舌上瘀点、舌下脉络粗胀或瘀丝满布。温热毒邪郁卫不解可致营卫凝涩、血流不畅，最多见者为鼻衄，皮肤红晕加深渐变红斑。此时宜于疏表透汗、清热解毒之方剂中，加入活血化瘀药物，如银翘散去豆豉，加生地、丹皮、大青叶、玄参等，疏达营分血滞，使卫邪易于透发。

夹食滞：卫分证兼食滞，临床颇为多见，或由感受外邪后甘肥不禁，变生食滞；亦有素来脾失健运，复感外邪，邪郁表卫，食停中焦，热难骤解者，除卫表之症外多兼恶食、吞酸、嗳腐、脘痞、舌苔白腻而厚。汗法中当参以消食，如加入平胃散、保和丸之类；甚则除积，可配厚朴大黄汤。

夹痰湿：卫分兼痰湿，多系平素痰饮宿疾之躯，复感温热毒邪。辨证时见昏冒、眩瞀、痞闷满急、脉象滑盛、舌苔黏腻者，常于宣表透汗剂中加温胆汤。

夹郁结：此类兼证一般女性多于男性，临床常见病人周身倦怠、胸胁苦满、舌燥咽干、五心烦乱、舌红少苔、脉细数无力，热象高时可见筋惕肉瞤，宜于疏表透卫剂之中加入丹皮、山栀、薄荷、青橘叶、绿萼梅。

3. 重剂石膏，择方而从

鉴于温病高热的主要病机是毒随邪入，热由毒生，热毒相搏，瞬息传变，故我主张里热盛即用生石膏，剂量宜大，俾迅速祛除病原，杜绝热势的蔓延。

热在气分，出现热、渴、咳、喘，可投麻杏石甘汤，开宣肺气，辛凉泄热，但化痰之力尚嫌单薄，每配伍葶苈子以劫肺实痰壅；如从上呼吸道下行感染，可合肺炎方（野荞麦、鱼腥草、虎杖、百部、鸭跖草、半枝莲）同服，治肺炎高热其效神速；若痰热壅阻，肺气失肃，腑道为之秘结，热难泄越，常用宣白承气汤，以杏仁、瓜蒌皮宣肺化痰，大黄、石膏清热攻下。

阳明热盛，烦渴引饮，面赤恶热，汗出舌燥，脉洪有力或滑数者，投白虎汤。阳明壮热不衰，疹出累累，加羚羊角、蚤休、薄荷、连翘、蝉蜕、僵蚕；热势内逼营血则加玄参、水牛角、紫草、大青叶以防斑毒内侵；热伤液涸加鲜生地、玄参、麦冬。伤暑高热，气阴大伤加西洋参、麦冬、芦根、竹叶。

表里俱热，邪热鸱张，面赤目红，躁扰不安，谵语脉大，斑疹隐隐，投三黄石膏汤，用大剂石膏，佐三黄、栀子、淡豆豉、麻黄。治热郁营卫、气盛三焦，此方为良剂。

身壮热，头痛如劈，烦躁若狂，神昏谵语，大渴引饮，唇焦舌绛，六脉沉伏而数，属风毒大疫，往往热不为汗衰，发疹发斑，投清瘟败毒饮，取白虎汤、黄连解毒汤、犀角地黄汤方合而为一，上方合用具清热败毒退瘟、凉血救阴透邪之功。石膏可重用至 90～250g，入胃并走十二经，热淫所胜，非此莫属。

温燥伤肺，时时高热，干咳无痰，体表如炽，咽干舌燥，参喻嘉言之清燥救肺汤，用石膏清热，辅以润肺滋液之品，沃焦救焚，其方列为首推；或与百合地黄汤同用，借此二味甘苦之性，以敛燥气之游弋，治发热无定时。

暑湿弥漫三焦，身热面赤耳聋，胸闷脘痞，下利稀水，小便短赤，蒸淫之气上迫清窍，时时昏闷，湿热蕴阻中焦，热逼汗濡，身形拘急，用《温病条辨》三石汤，以石膏配滑石、寒水石、杏仁、银花、通草、赤茯苓以清利湿热，宣通三焦。

4. 气血燔灼，釜底抽薪

表证渐罢之际，主用大黄荡涤腑热。病人得汗后，恶寒、头痛、体疼等表证之象有所改善或已解除，但发热仍不清不解，"得汗后"与"热不退"是两个重要指征。这种情况说明它非一般传染病，而且我们可以预计到病势有可能还会进一步发展。急取凉膈散，一面清解肌表无形之热，一面清导肠胃有形之积，以免邪毒入里，胶结不化，酿成难分难解之势，而成气血两燔之候。急宜两清气营，解毒护阴，及时清涤腑道，坚壁清野，热势必孤，大黄在所必用，三承气汤用量依其证势轻重而定，若遇便下色深如酱，其味恶臭者，仿热结旁流例，投大承气汤，极有效验。

吴又可谓"客邪贵乎早逐""逐邪勿拘结粪""勿拘于下不厌迟"，下法之得当，各种病理损害情况都可随通腑泄热而缓解。从临床角度看，某些温热病传变至速，采用卫气营血次序施治，按部就班，往往只能追随病势疲于奔波，而早用大黄是遏制病情向纵深发展的有效措施。气血两燔证候若不能得到及时控制，在短期内，甚至一二小时（常发生于儿童及老人）内，即可见病人出现风动痉厥的症状，不可不慎防。所以在感染性高热中运用大黄，可以达到急下护阴存阴，急下疏通气机，急下使热、毒、瘀并消的效果。

5. 清营泄热，旨在保阴

伤阴是高热的基本病理变化之一。阴液耗伤程度的轻重，直接关系疾病的转归和预后。防止阴液损耗，对伤阴进行正确治疗，是提高疗效的重要环节。温邪直入营血，高热外伤气液，烦躁内耗津液，从防治伤阴的角度分析，清营与清气同等重要，撤营分邪热，我喜用清营汤加紫草、大青叶、天冬、石斛，清营汤清营血之热有余，救离位之阴不足，故又常嘱病人不时呷服西洋参汤、鲜生地汁、荸荠汁、藕汁、鲜苇茎汁、雪梨浆等以液救液。如有大便不畅，取玄参、麦冬、生地、生首乌、怀牛膝、虎杖滋血中之燥，润肠道之枯。温热病末期，肺胃阴伤尚易恢复，多取养胃汤、沙参麦冬汤加鲜稻叶、川百合；至肝肾阴亏则堪足虑，真阴不足，虚阳亢奋，每用三甲复脉汤，以介类潜阳、咸寒救阴取效。

无论温邪在卫、在气，还是入营、入血，顿挫邪毒就可避免伤阴的发生，卫气失治误治或自身功能的失衡都为温邪入营入血大开方便之门，故祛邪撤热便是去除伤阴的原始动因。邪在气分亟宜清透；入营之后阴津损伤主要表现在暗耗，故清热解毒、通腑逐热都非最佳选择，"泄"是比较切合病机的疗法，泄中兼透可用黑膏汤加味，泄中兼清用安宫牛黄丸，泄中兼潜用至宝丹。临床证实，这类方剂都有清营泄热、护津保阴作用，疗效显著。

（二）急痛

1. 疼痛病机：不通、不荣

疼痛是一种症状，它泛见于许多疾病，以病位分，可分作三大类。

（1）躯体痛：包括皮肤、皮下结缔组织、肌肉、肌腱、关节、关节囊、滑膜、骨膜等损伤引起的疼痛。

（2）头痛：有因颅内因素的脑膜刺激和颅内血管扩张引起的头痛，和颅外因素引起的紧张性头痛与偏头痛。

（3）内脏痛：有属胸壁、胸膜、心包膜、心肌、食管疾患引起的胸痛，有属腹壁、腹膜、腹腔内脏器疾患所致的腹痛。

中医辨痛一概以虚实两途分之，实性疼痛多由邪滞经络脏腑，气血阻滞，病机为"不通则痛"，依据通则不痛的治疗原则，投予通利之剂，施以通下、疏达、活血、消滞、化瘀等法，效果可靠。至于虚性疼痛，其病因与实性疼痛迥然有别，其病机为"不荣则痛"，主要由气血阴阳不足，脏腑亏虚，致使经络四肢百骸、孔窍脏腑器官失于荣养充濡而引起。

就疼痛病程而言，有初、中、末三期，反映了正邪斗争相互消长的特点。初期正盛邪轻，以郁结多见；中期正盛邪实，常以结、热、瘀三者相兼并转化为主；后期或邪退正复（痊愈），或正虚邪恋（转为慢性），或正虚邪陷出现厥、闭、脱等危象。病位与层次是从两个方面来解释阴阳失调在病情表现上的轻重，病邪由表入里、由浅及深、由较浅层次向较深层次发展，随着病位向里转移，病情也随之加重。《素问·阴阳应象大论》说："……善治者治皮毛，其次治肌肤，其次治筋脉，其次治六腑，其次治五脏。治五脏者半死半生也。"疼痛中，正邪相争总要伤及机体的气血，故不考虑正虚是不客观的，只是应区分标本，判别孰为标实本虚、孰为标虚本实。

疼痛病机，不通和不荣是一个问题的两个方面，血管组织"供"和"养"不佳是疼痛的本质。通过临床反复验证，证实活血化瘀药物具有双向调节作用，较之其他镇痛剂更具有广谱意义。其机制为：①改善血液循环，特别是微循环，藉以促进病理变化的恢复；②改善血液理化性质，调整凝血及抗凝血系统功能；③改变毛细血管通透性及增强吞噬细胞的吞噬功能，以减轻炎症的反应性；④改善血液循环及神经营养，以促进损伤组织的修复；⑤抑制结缔组织的代谢，以促进增生性病变的软化吸收；⑥调节血流分布，提高各重要器官功能的应激能力。

2. 头痛辨证：风、火、痰、瘀

头痛病机，可归结为风、火、痰、瘀四种类型。

风有内风、外风之别。外风为外感风邪，内风为内脏失调。外风入侵，与痰胶结，风痰闭阻，脉络不通，不通则痛。风为阳邪，善行数变，风邪夹痰，忽聚忽散，故其痛来去突然、乍作乍休。若风寒相合则寒注经脉，气血瘀滞，疼痛遇寒更甚；若风热相杂则热伤脉络，阴津消烁，受热尤剧。内风多责之于肝，肝郁化火，炼液为痰，肝风夹痰浊上扰清空，其痛如掣，常伴头晕目赤，五心烦热。

火分实火、虚火。实火即肝胃郁火与风邪化火；虚火为肝肾阴亏，髓海不满而为虚阳所窃。肝为刚脏，郁怒伤肝，木失条达，郁而化火，肝火上扰，青筋突起，伴有口苦舌燥，头面阵阵潮热、盗汗遗泄，大便秘结，舌红苔黄，脉数。

痰多由嗜食甘肥或饮酒过量引起，脾胃积滞，津液留聚变生痰浊；郁怒忧思，气滞生痰，亦多常见。痰阻经络，清阳不得升举，其痛如蒙，常伴肢麻、头晕，舌红苔腻，脉滑数。

瘀多为病邪入侵之后，久伏潜入络道，或外伤积血未消，气血流行不畅，或气虚血运障碍，留滞为害。其痛当如锥刺，脉象沉涩，舌有瘀斑。

头为诸阳之会，清阳当升不升，浊阴当降不降，则头痛不已。"高巅之上，惟风可到"，川芎为血中风药，擅散肝火，劫痰浊、通瘀阻，凡见头痛，无往而不利，从2.4～30g，根据不同需要而用不同剂量，最多可用至60g。

风为百病之长，熄风常用蒺藜、桑叶、菊花、天麻、钩藤、僵蚕、蝎尾；兼外风者用荆芥、防风、白芷、羌活、藁本、蔓荆子；夹寒必用细辛，吐涎必用吴茱萸，鼻齆必用辛夷；夹火用羚羊角、龙胆草、黄芩、山栀；夹瘀，参用通窍活血汤，药如桃仁、红花、赤芍、川芎、地龙、蜂房；夹痰用白附子、南星、半夏、瓜蒌、矾水炒郁金；肾中虚阳上越，用杞菊地黄丸加玄参、牛膝，脾虚阳乏升举，用益气聪明汤加苍术、荷叶、粳米，肾亏髓海不满，用牛脑一具加白芷末6g，煮熟分次服，均具效验。外治亦多奇方，如以红萝卜皮贴太阳穴；以蚕沙为末，秦皮煎汁调成糊状贴痛处；以鹅不食草、冰片共捣一团塞鼻孔。意合病机，不可以偏方而小觑之。

3. 躯体急痛治则：温经、逐邪

躯体急痛范围较大，常见病种有风湿热引起的关节炎、类风湿关节炎、原发性坐骨神经痛、骨质增生、血栓闭塞性脉管炎、多发性肌炎、系统性红斑狼疮、硬皮病等。《黄帝内经》里常痛、痹不分，痹证除以疼痛为基本特征外，还有酸楚、麻木、重着、活动障碍等系统症状，而临床所见躯体痛也确实有这些伴随症状存在。归属问题实无争论之必要，参照痹证对躯体痛辨证论治是一条可行的路子。

痹证虽有风、寒、湿三气杂至之说，但人体素质不同，感邪亦各有偏胜，故风气胜者为行痹、寒气胜者为痛痹、湿气胜者为着痹。治痹既不可偏执一端，亦不可主次不明。治痹不效之因，大半在于用药散杂，不能切中肯綮。痹证论治要点在于"温经"和"逐邪"。凡见疼痛剧烈，遇寒更甚，局部不温，舌黯不红者，为寒胜，轻者用五积散，重则选《金匮》乌头汤。痹之因于寒者固多，因于热者亦复不少，热痹可由素体阴虚，内有蕴热，与风湿相搏而成，也可由直接感受风湿热毒所致。本型特点是热毒内壅关节，关节红肿灼热疼痛，痛不可触，口渴烦热，小溲黄赤，舌红苔黄，脉象滑数，治当清热逐邪、凉血通脉，可用桂枝白虎汤合当归拈痛散。

　　临床另有一种寒热错杂型痹痛，外有寒束，内有热积，寒热胶固，关节疼痛每致变形，我习取川乌、石膏同用，佐以威灵仙、鬼箭羽、露蜂房、制乳没之类，或让病人服秘制龙马定痛丹。湿毒之邪侵及关节，大筋软短，小筋弛长，拘急痿弱互见，我常用四妙丸加萆薢、土茯苓、蚕沙、木瓜、桑枝、秦艽、防己、豨莶草、海风藤、海桐皮、络石藤出入为方。痹证日久，邪踞脉络，瘀血凝滞，顽痹经年不愈，以身痛逐瘀汤加黄酒、麝香为引导。久病归肾，邪深至骨，精血内亏，身体羸弱，皮肤枯槁，疼痛掣骨，痿弱履艰，甚则尻以代踵、脊以代头，方用安肾丸。亦有痹证迁延损及营卫，血脉不荣，痛则恶寒汗出，面色萎黄，短气乏力，肌肉瘦削，食少便溏，脉多缓迟，可投当归芍药甘草汤加桂枝、黄芪、苍术、千年健、五加皮、姜、枣。

　　痹痛本正虚邪实之证，为便于临床，可将之分实证、虚证两大类。实痹以攻为主，拔寒宣痹、祛风利湿、逐邪通络；虚痹以养为本，温补营卫、温通肾督、柔和筋脉。倘于温经与逐邪之中加入活血化瘀之品，其效倍增。盖气血贵乎流通，攻逐无活血为主持不免伤及正气；补益少化瘀辅佐难免碍滞枢机。用药过偏，徒增病机之偏，必不能使之归于条达和平。

4. 胸痛、心痛治则：调畅气血

有人认为胸痛可以代之以胸痹，其论失妥。胸痛乃呼吸系统疾病，由病变损害胸膜所引起，常伴有咳嗽、气急、呼吸困难，与中医传统病名结胸、悬饮颇相似；胸痹则与循环系统的冠心病相类似，其症状有心痛彻背、背痛彻心、胸满气塞不得卧，逆气抢心等，故又名心痛。概念既明，治疗自有区别。

治干性胸膜炎，取柴胡去半夏加栝蒌汤佐千金苇茎汤，颇有效验，咳嗽加杏仁、百部，气急加葶苈子、桑白皮。干性胸膜炎进一步发展，可转变为渗出性胸膜炎，用十枣汤改丸，甘遂、芫花、大戟各等分为末，取 1g，枣肉为丸，一日二次，枣汤送服，得快利，糜粥将养。改汤为丸，义取"治之以峻，行之以缓"，恐汤剂荡涤有过，损伤正元。

冠心病凡有典型的发作性心绞痛者，应警惕心肌梗死。疼痛部位多在胸骨后和心前区，同时伴有气短、胸部紧闷和压榨感、烦躁不安、心慌，中医辨证为血络痹阻、胸阳不宣。治宜先通后补，或通补兼施，即先标后本，或标本同治。通法收效较快，常施通法有活血化瘀、通阳宣痹、芳香劫痰三种。有人持"痛无补法"之论，不同意用补益药，其实按照"虚则补之"的原则，从理论和实践上讲，虚证之痛用补法都是合理的。考虑到中老年人气阴两虚的特点，温通法不宜久用过用，以免耗心气心阴。

为治疗冠心病心绞痛，我创制了"益心汤"：党参 15g，黄芪 15g，葛根 9g，川芎 9g，丹参 15g，赤芍 9g，山楂 30g，石菖蒲 4.5g，决明子 30g，降香 3g，三七粉、血竭粉各 1.5g（和匀分两次吞服）。此方芳香破气，化瘀蠲痛，用于治疗冠心病心绞痛。有些使用硝酸甘油的病例，止痛效果来得快，但消失也快，随止随发，致使心肌耗氧徒增，更加损伤心气、心阴；而此方益气化瘀，扶正达邪，经临床验证，缓解心绞痛迅速而且持久，实验室结果亦验证了其对恢复心肌功能也有较好的作用。

5. 脘腹疼痛治则：开郁散结

脘腹为人体六腑所居之处，奇经交汇之所，气机升降之要冲，清浊泌别，出入转化，无不赖于此。其特点为宜和宜降，宜顺宜调，以流通为贵。急性脘腹疼痛诱因虽有寒、热、湿、虫、积、手术等不同，但总的病机多为血泣脉急、经络瘀阻不行，扰乱六腑降和顺调之功用，传导失常，气血乖违，升降逆乱，气机壅塞，浊凝蓄留，遂成不通则痛之候。脘腹疼痛辨证分型定为寒、热、虚、实、在气、在血六类。寒气客犯经脉则稽迟凝涩而痛，热气留中则瘅热胶固而闭塞不通作痛；虚则运转无力、推送乏能，气聚而痛；实则浊邪壅满，气机阻碍，积蓄而痛；初痛在气，久痛及于血络。

脏腑的病变不同，脘腹疼痛的部位也不同，从脘腹疼痛部位常能区分之。如脘胁痛责之肝胆，脘腹痛责之脾胃，脐周痛责之肠腑，右少腹痛病在阑门，两少腹痛牵及腰膂病在带脉，小腹结滞病在膀胱，满腹疼痛病涉三焦，痛而兼胀病在气，痛而腹不胀"其人言我满"为有瘀血。腹痛的临床表现虽然复杂，但将其病机特点归纳为"郁结"二字，就可执简驭繁，治之有据。

胃脘痛属肝郁气滞者临床最多见，长期情怀不畅，忧思郁结，肝气不得疏泄，气机呆钝。由于木能疏土，故以丹参饮、百合汤、金铃子散三方合剂，重用白芍，参以九香虫、醋灵脂、白螺蛳壳投之辄效。

胆囊炎，胆石症，多为肝胆失疏，气血阻滞，可用"秘制利胆丸"：半夏9g，陈皮6g，神曲9g，山楂9g，谷芽、麦芽各9g，莱菔子9g，莪术9g，生大黄4.5g，共研细末，以茵陈15g、皂角刺9g煎汤泛丸，每服5g，一日二次，开水送服。此方具健脾和胃，疏肝利胆，软坚散结之功，可用于胆囊术后，且有预防结石再生之作用。

急性胰腺炎，死亡率非常高，其病机囊括了气滞、食积、湿蕴、热结、血瘀、腑闭，能使病人很快进入中毒性休克状态。可用"颜氏净胰汤"：柴胡9g，黄芩9g，姜半夏9g，白芍15g，生大黄9g，地丁草30g，芒硝9g，川朴9g，黄连3g，木香9g，延胡索9g。以此方进行临床抢救，已积十余例成功经验。

另外，我临床习用王清任膈下逐瘀汤和少腹逐瘀汤，治疗脘腹疼痛。膈下逐瘀汤理气化瘀，其止痛效果布及病种有胃及十二指肠溃疡、胃憩室、胃息肉、十二指肠淤积症、胃肠部肿瘤、肠粘连、不完全性肠梗阻、胆道蛔虫等；少腹逐瘀汤温寒化瘀，治疗术后腹痛、痛经、盆腔炎等均具卓效。灵活运用二方，常能拔除沉疴痼疾。

三、急性出血

1. 血证之要，惟气而已

根据气为阳、血为阴，阴阳互为其根、气血互为其用的理论，治疗血证常遵循"治血先治气，气宁则血安"的原则。气为血之帅、血为气之守。血得气运则流，气得血养则和。气结则血凝，气虚则血弱，气迫则血妄行，气不宁谧则血难安处。故而血证发生无不与气有关，未有血病而气不病者。

"气为血帅"是气血理论的重要内容之一，用这一理论可阐明以下几个问题。

（1）气为血之本。血赖气为资质，"中焦受气取汁，变化而赤，是谓血"。血由水谷精微生化的营气变化生成，为人身之宝贵物质，气和血顺则经脉流行，滋养五脏，内满精髓，"以奉生身，莫贵于此"。气为血的物质基础，血的功能正常与气不能分开，气不断为血的功能提供水谷精微的传化，使其持续地得到补充，所以说气足则血旺，气虚则血亏；反之，气脱则血竭，气滞则血瘀。

（2）气为血之基。血赖气而充经盈脉，"血之与气异名而同类"，血涵气中，气蕴血内，气血相维，若合一契，所以说阴阳相随，内外相贯，气血流走如环之无端。

（3）气为血之护。夫气为阳，主动，其升当无过，其降当有度，其行当无妄，其固当毋凝。血属阴，主静，气血阴阳互为匹配，气血方能并行不悖。反之，气飘忽无定，血必无所据，病理中常见气泄血失，气越血脱之象，即是气之护卫失职使然。

（4）气为血之宅。平人之血畅行而无阻，能充达肤腠，灌注脏腑、五官、百骸，然亦有血无气御而失走难以平复，犹如游子无家。此时亟当摄气敛营，筑巢引归。

2. 降气泻火，急折其势

血证骤发，气盛火旺者居多，当血出如涌，不可抑制之际，主张撤热为先，降气泻火，直折其势。气逆则血乱，血随气逆上于清道；气盛则火炎，火迫则血行妄走肌窍。见血止血，犹扬汤止沸，唯有降气泻火、釜底抽薪方能平定腾溢之势。大黄具悍利之性，拥"将军"之称，治气火暴迫，血溢妄行，用之切当，实有斩关夺隘之能。

总结常用药对如下。

（1）大黄－生地。一逐一止，逐不伤血，止不留瘀；一补一泻，补不碍实，泻不损正；一走一守，动静结合，且补且泻，亦逐亦止。

（2）大黄－附子。一寒一热，相制亦相辅，大黄药性虽寒而不到气血暴凝，附子药性虽热而不到气血妄行，且附子气薄味厚，能纳气归肾，引火归原，血有归宅，自不游弋漫走。两药配对，相互制约生化，大寒大热峻烈之性，得以化刚为柔，出将入相，故能弋获驯良之效。临床剂量，大黄9g，附子3g，可资参考。

（3）大黄－秋石。一清一滋，亢者得其平而亏者得其益。大黄有秋石之咸而苦不伤阴，秋石得大黄之寒而咸不损胃。《张氏医通》瑞金丹，以二味等分微炒研末，枣肉为丸，主虚劳吐衄、溲便诸血证。瘀结不化，证属阴虚阳亢，血证频发，常法治疗不能愈者，投之辄效。

（4）大黄－赭石。一气一血，《景岳全书》云"失血之由惟气与火耳"，逆气上冲，血随气动。基于此，缪希雍订治血三要则，其中即有"宜降气不宜降火"。以质重之赭石镇逆气，以气厚之大黄下瘀血，降气而火清，推陈而致新。

3. 补气摄血，亟固为先

气存血中，气无所依则可随血而脱，而气虚不能摄血则更易险象迭生。我在临床推崇"有形之血不能速生，无形之气所当急固"之说，对于失血病人常峻补其气而获效。由气虚而致的失血，一为出血时间持续较长，一为久治而一时不能遏止，其血色多黯淡无光，质多稀薄散漫，病人面色㿠白，神疲力乏，头晕目眩，耳鸣心悸，舌淡脉芤，常选用归脾汤为代表，补气养血，气旺自能率血归经。在具体运用时，如脾元虚乏，难以统血致血崩漏下，多佐苦温之蒲黄、阿胶珠、荆芥炭、棕榈炭；衄血久不止，面无光华，唇爪青紫，多反佐炮姜炭、艾叶炭；严重之气虚不固，亦可形成决堤崩泻之势，血出汹涌，血脱气无所附，继之气随血脱，出血过多或急性大出血，凡见额头汗出如珠，目见昏黑，四肢逆冷，昏仆不省人事者，急煎独参汤浓汁，固阴潜阳，希气复返则生还有望。另，上部出血，可用四鲜汤（四生丸，四味俱用鲜品）、月华丸、百花膏；下部出血，以十灰丸、驻车丸加升麻、黄芪；血脱可用王清任急救回阳汤，益气与温阳活血同用，秘阳气而血止神藏，常能化险为夷。

气血与五脏关系密切，血生化于脾，总统于心，藏受于肝，敷布于肺，固密于肾，五脏间在生理上相互资生，相互制约，在病理上相互影响。血脱为脾不统血，肝不藏血，心失所养，除见脾虚之象外，恒多营卫损伤，心脾交瘁。如无虚火上炎表现时，常取甘温益气调营法施治，使脾血有所归藏，心有所养，形气各充，血证遂安；如有虚火上炎，每以桂枝加龙骨牡蛎汤收摄虚阳而取效。

4. 调气和血，正本清源

先父亦鲁公曾治大咯血不止，一时难觅方药，取生白术100g，入米汤疾火煎之。病人服一大碗，药后两小时血止神清，肢和脉静，愈后一直未复发。偶然触机，竟成丹方。后用以治肺结核大咯血，月经不行，每晨晚各以米汁调服白术粉一匙，一个月后血止经行，体渐康复。再用以治衄血、吐血、便血，均有功效。血证用兹，本于"土厚火敛"。盖人身脾土中内寄少火，以甘温养育之，则阴火自退。凡气血不调，阴火乘虚窃发，谷气不升，虚阳不潜，血自不循常度，或浮越于上，或潜溺于下，阴阳不成相守之局，血气遂致拂逆之态。"脾旺四季不受邪"，土居五行中位，为气血升降之要枢，水火交泰之媒介，临床常将脾胃传化之功能看作完成五行整体动态平衡的轴心。凡血证之由于气血不能条达，源头清浊不分者，用此理法投药，常获佳效。

5. 通气活血，止而勿塞

诱发出血的原因是多种多样的，诸凡影响气血运行的一切因素，都可引起血证。而瘀血留滞、阻隔脉络，又是出血的病理实质。治疗时应当审证求因，针对引起出血的原因施治，务使气通血活、气顺血畅、气血调和，血证才能真正治愈。故我在临床认同"血无止法"观点：单纯止血，仅为权宜之计，绝非上策。对于气通血活而达到止血目的，不是不问症因地使用通气活血药物，而是应该为消除一切引起气血运行不畅的病理因素，通过辨证确如其分地选择药物，还复其气通血活。出血与瘀血互为因果关系，瘀血不去，则新血不生。诚如唐容川说："经隧之中，既有瘀血踞住，则新血不能安然无恙，终必要走而吐溢矣，故以去瘀为治血要法。"治血当以去蓄利瘀为准则，使血返故道，不妄走经脉之外。若止血用塞，势出勉强，每多覆辙重蹈，而止血行瘀，势出自然，症极少反复。这一认识，已在实验室里同时获得证实：活血（泛指通气活血）止血药如大黄、三七、蒲黄、桃仁、赤芍、降香等，既能加速止血，又能促使瘀血消除，同时具备抗凝和抗纤溶作用及其他止血的特异性功能，如缩短出凝血时间、收缩毛细血管，增加凝血酶原，提高血小板质量，缩短血浆复钙化时间，改善凝血因子缺陷等。这些作用常呈双向性调节的特性。

四、厥脱

1. 厥脱危象，区别决、夺

厥脱是指临床出现四肢厥冷，昏厥，呼吸微弱，脉象微细或沉伏，冷汗淋漓等表现的一类危重证候。它类同于西医学的以周围循环灌注不良为特征的休克症候群，以及晕厥、虚脱。

论厥，辨在寒热，寒厥宜温，热厥宜攻；论脱，重在元气，因于寒者当救阳，起于热者当救阴。同时也需重视厥脱两证的转化规律，厥为脱证的前兆，脱则为厥证的骤变。阴阳二气不相顺接则发厥，厥者，"决"也，阴阳离决之谓。阴阳二气虚竭则见脱，脱者，"夺"也，正气劫夺之谓。

邪分内外。外邪六淫气盛，或寒邪直中，或传里变热内陷，正不胜邪，都可致厥。如仲景所言："阴中于邪，必内栗也，表气微虚，里气不守，故使邪中于阴也""阴气为栗，足膝逆冷，便溺妄出，表气微虚，里气微急，三焦相溷，内外不通。"寒中阴经，有症见自利不渴，四肢逆冷之太阴寒厥；有症见恶寒蜷卧，但欲寐，手足厥冷，脉微细之少阴寒厥；有症见厥热进退，脉弦而细之厥阴寒热错杂厥；传经邪热有三阳合病，脉洪昏昧，面垢谵妄之热厥；有胃家实如见鬼状，循衣摸床之阳明实热厥；有邪伏少阴，劫津灼液之少阴热厥。内邪则常出现三焦气机郁遏，营卫不通，升降受制。凡六淫七情阻塞通调之机，病变集中于中焦者恒多，以中焦为气机升降枢纽故也，诚如仲景所言"中焦不治，胃气上冲，脾气不转，胃中为浊，营卫不通，血凝不流"。邪气内乱，外现厥象。

元气劫夺，在《灵枢·五禁》中有所记述："形肉已夺，是一夺也；大夺血之后，是二夺也；大汗出之后，是三夺也；大泄之后，是四夺也；新产及大血之后，是五夺也。"精气夺则虚，脏腑失却营养，经隧空乏，正气散乱，本元告匮，脱象遂见。有阴脱阳脱之辨。

2. 清下回厥，通阳救逆

厥之共同特征是手足厥冷。其不同者，热厥则兼见发热，烦渴躁妄，胸腹灼热，溺赤便秘，便下腐臭，苔黄舌燥，脉数等候，属阳证；寒厥则畏寒蜷缩，神情淡漠，身冷如冰，不独四肢，尿少或遗溺，下利清谷，面色晦暗，舌淡苔白，脉微欲绝，属阴证。《素问·厥论》所谓"阳气衰于下为寒厥，阴气衰于下则为热厥"，备论厥旨矣。

通下、泄热、开窍，是为六淫外邪内侵致厥所定的三大治则。邪实热盛及腑实燥结，仲景白虎汤、承气汤足为后世绳墨，后世增液承气、宣白承气、护胃承气、陷胸承气、牛黄承气及新加黄龙汤亦各具心法，用于阳明热结上扰心神之昏厥，疗效卓著。而热陷心包，"三宝"抢救又常建功勋，紫雪、至宝、安宫牛黄，均系芳香辟秽、清热解毒、开窍定痉的药物配伍组成。紫雪丹解热镇痉之力最宏，高热昏迷、烦躁抽搐者当为首推；至宝丹荟萃诸多灵力，兼有安神、定惊、醒脑作用；安宫牛黄丸开窍豁痰、清热泻火之力尤著，已被制成"清开灵注射液""牛黄醒脑注射液"。对重症昏迷及休克，热毒壅闭、神明受制取用"三宝"仍不理想者，将剂型改革后使用会有一定突破。对正气尚存，热毒鸱张类病例，抢救成功率颇高，对正不敌邪者，"有是证，用是药"，不必为正虚有太多顾虑，背水一战，邪去正安。病房抢救，一般多有输液为后盾，可以扩展传统治法的适应范围。

感染性休克为邪毒内陷之重危急症，表现为高热突降，降至35℃以下，体温不升，病人烦躁、焦虑、激越，或精神萎靡，面色苍白，口唇发绀，呼吸加快，脉搏细数，四肢厥冷过于肘膝，是邪盛正虚已极，气机逆乱，宜急用王清任急救回阳汤。温阳不如通阳，克邪不如救逆，王氏方下原附歌诀："急救回阳参附姜，温中术草桃红方，见真胆雄能夺命，虽有桃红气无伤。"认识到厥逆与血瘀有直接关系，桃仁、红花活血而不耗气，亦可用于虚候，颇具卓见。此方以通阳救逆见著，气血通活，厥逆自罢。

3. 调畅荣卫，顺接阴阳

三焦气机逆乱可使人体上下不能宣达，内外不能通调而致脏腑失和，阴阳失谐，气血乱淆，主客交溷。气乱于内，厥见诸外。调畅营卫是针对三焦气机闭阻而设，三焦为气机升降之枢纽、水津运行之道路，端赖营卫两气宣化以主持其功能。休克期，从营卫相干到营卫不利，继之则营卫俱劳，气滞血瘀之象达于极点，气滞则水津不行，血不利则为水，水湿瘀血等病理产物堆积，更加重气机的阻塞，最终导致阴阳不相顺接。

以急性下壁心肌梗死、心源性休克为例，心前区绞痛开始到头晕昏厥常在极短时间内发生，继而胸闷气促，面色苍白，唇爪发绀，冷汗湿衣，四肢厥冷，血压下降，符合《黄帝内经》"损其心"的病理表现。我宗"损其心者，调其荣卫"立法，创制"厥脱返魂汤"：附子9g，干姜4.5g，炙甘草9g，党参12g，麦冬9g，五味子6g，丹参30g，川芎9g，红花9g，石菖蒲9g，降香3g，黄芪30g，万年青9g。营卫不利，出入升降之机孤危之际，唯有振奋胸中大气，阴霾一散，可望营卫渐通，阴阳来复。该方将通阳、益气、开凝、破结诸法联用，故用之抢救，每能起死回生，取名"返魂"，本诸"气复返则生"大旨。

4. 敛阳固脱，以期升压

治脱"温之以敛"，治厥"温之以通"，两者有着原则的区别。治疗脱证，用药必须处处考虑温药的护阳、敛阳、涵阳作用，以期阳气少少徐徐生起。我擅长运用附子，因其上能助心阳以通血脉，下能扶肾阳以彰真火。附子大温大热，走而不守，不知配伍，大剂单行，往往偾事。

升压主要是使停滞之微循环重新活跃起来，我创制了升压汤（附子、黄精、升麻、炙甘草）和稳压汤（附子、黄精、炙甘草）。经临床应用，证实升压汤有较快、较强的升压作用；稳压汤有较持久的升压作用。

5. 急摄真阴，意在复脉

人生之阴阳，本相抱而不脱，故阳欲上脱，必有阴下吸之而不脱；阴欲下脱，必有阳上吸之而不脱。人病则阴阳偏胜偏衰，偏胜至极则脱矣。真阴耗竭多见于封藏不固，精髓不足，积羸之体，尤其常见于失血、失液之后，症见突然昏厥，面色惨白，口唇失荣，四肢震颤，目陷口张，呼吸微弱，肤冷脉尪。当其时亟宜摄住真阴，则不致气随血（液）脱，庶可免于殆败，吴鞠通《温病条辨》下焦篇诸方，如加减复脉汤、定风珠、三甲煎、救逆汤、黄连阿胶汤等辨证投药，总以厚味填补为事，临床疗效，差强人意而已。扶阳配阴、益火增水远胜吴氏诸法多矣。

第五讲　心脑血管病诊治经验

心脑生理功能离不开气血，《素问·痿论》谓："心主身之血脉。"《备急千金要方》谓："头者，身之元首，人神之所注，气血精明，三百六十五络，皆上归于头。"从气血论治心脑血管病，多有显著疗效。

一、注重阳气

我在心脑血管疾病的临床中特别强调"有一分阳气，便有一分生机"的观点。大气者，阳气也，胸中大气即上焦阳气。仲景在《金匮要略·水气病脉证并治》中所说的"大气一转，其气乃散"，说的就是胃中之阳不布，水饮阴邪凝聚，损其胸阳，故水饮久结胸中不散，伤其氤氲之气，乃至心下坚大如盘，遮蔽大气。用附子之属以振胸中阳气，阳气充沛，布达周身，客于体内之邪气即散去，乃"离照当空，阴霾自化"之义。以附子为主的方剂治疗心血管疾病的危急重症，多有良效，如肺心病、冠心病、病态窦房结综合征及心力衰竭、呼吸衰竭等。附子禀雄壮之质，有退阴回阳之力，起死回生之功，其通行十二经脉，专能振奋阳气，驱逐阴寒，为回阳救逆第一品药。如辨卒仆，当着重于阳气的亏虚。阳虚不甚挟痰火诸邪，而为阳中之闭证，则宜开关通窍；若真阳离绝而为阴中之脱证者，惟宜急救回阳，以复其真元之气，开通诸品，万不能轻试。因此，在中风卒倒，喉多痰声，脉多沉伏，或脉随气奔，有指下洪盛者，认为无本之阳虚，若阳气未至十分脱绝者，尚可救援；若真阳离决则感束手。一旦发生中风，仆倒、偏枯每相连而至，为治之初，当先顺气，次辨风火痰虚。《黄帝内经》论偏枯皆主心与胃二经，盖心是天真神机开发之本，胃乃谷气充养真气之标，标本相得，则胸膈间膻中之宗气盈溢，分布于诸脏三焦，上中下外，无不周遍，凡不周于经脉则为偏枯。所以偏枯的治疗之方，以黄芪为君，补养血气，使宗气健旺，急灌其未枯者，使已枯者可气旺而复营；另外，还有气行血行之义。对中风的预防也据此立法选方。

二、瘀血乃一身之大敌

瘀血是指瘀滞不行、污秽不洁和已离经脉的血液，以及久病影响到脉络所出现的病变。瘀血既是其他病因（如外伤出血、气虚、气滞、寒凝、热邪等）导致的病理结果，又是引起许多疾病的致病因素。瘀血所导致的疾病很多，心脑血管病变表现的头痛、心胸疼痛、痴呆、癫狂、中风等病证均可为瘀血所引起。瘀血致病的证候特点和特异体征是对其辨证的主要依据。"脉者血之府"，血管为血液循环的道路，心脑血管病变与血液运行正常与否有关。用瘀血学说指导心脑血管疾病的临床，效果显著。

中医文献早有"胸痹""真心痛"的记载，其表现类似于冠心病、心绞痛、心肌梗死。气滞血瘀是引起这些病证的原因，这一观点与急性心肌梗死的发病是因为心肌小血管内微循环障碍，影响心肌的供血供氧的西医学原理颇为雷同，实验研究亦证实其病理确与瘀血相似。因此，活血化瘀疗法可广泛运用于冠心病、心肌梗死、心源性休克、心绞痛等。对活血化瘀药物的临床观察和实验研究，证实其确有畅血、通络、止痛的作用，能改善缺血、血栓、出血、血凝等病变，增加冠状动脉血流量，抑制血栓形成，增强血纤蛋白的溶解活性，同时还可降低血脂，从而起到缓解心绞痛，防止斑块形成或促使其消退的作用。

运用活血化瘀药物治疗心血管系统疾病时，应注意辨证。如气虚加补气药，气滞加行气药等。配伍归经也颇讲究，如常用石菖蒲引经，以其缓解症状迅速。在辨病用药上，琥珀有纠正心律、镇静催眠作用，对冠心病、心肌炎频发期前收缩者，本品与人参粉、珍珠粉和匀吞服，疗效满意。生山楂配决明子可降脂降压；黄芪配党参可增强心肌收缩力，有助于恢复心脏功能，此均为经验之谈，堪可效法。

中医典籍早有瘀血与精神症状有关的记载，不论是脑出血还是脑缺血，其主要病理机制皆属瘀血为患，故临床用药勿忘化瘀。在中风昏迷促苏醒治疗阶段，倡化瘀之蒲黄与开窍引经之石菖蒲同用；治疗血管瘤，取破血行瘀之水蛭与软坚散结之牡蛎同用；对于脑动脉硬化症和老年性痴呆、老年性精神病等，病理改变以大脑的萎缩和变性为主的疾病，经临床实践，用活血化瘀法治疗，均取得了一定的效果。

三、心血管疾病的治疗方法

心血管疾病包括冠心病、心肌梗死、病毒性心肌炎、高血压、肺心病等。本系统疾病的病理特点是：本虚标实，即阴阳、气血虚损是其本，血瘀、痰浊、气滞是其标。其主要治法有如下几种。

（一）活血化瘀法

活血化瘀法是目前中医治疗心血管疾病时运用最广泛的方法。以冠心病心绞痛为例，此病各阶段皆具有血瘀表现。心主血脉，是血液运行的主导，凡情志所伤，气机郁结，气滞日久，血流不畅则经脉瘀滞，或久病入络，气滞血瘀，心脉瘀阻均可发为此病。症见胸痛阵作，或刺痛不休，或疼痛如绞，脉涩舌紫等。凡见此证，当以活血化瘀、宣畅气机、升清降浊为首务，王清任之"血府逐瘀汤"最为合拍，惟剂量与一般用法恒有不同，其中，柴胡、枳壳、川芎量都应加大，有人谓柴胡性升，多舍之不用，实则柴胡配生地，既制生地之滋腻又抑柴胡之升散。我喜加入蒲黄一味，且多生用；若心痛剧烈，可加血竭粉与三七粉和匀吞服，每次 1.5g，日服 3 次，效果显著；或加乳香、没药、麝香粉以开导经脉，活血定痛；血瘀较轻者可用丹参饮、手拈散等。近代药理研究发现，这些方药大多具有增加冠状动脉血流量，降低心肌耗氧量，改善心肌缺血缺氧状态，增强心肌收缩力，减慢心率等作用。如实验和临床观察毛冬青、参三七、山楂、降香、赤芍、失笑散等，对冠心病心绞痛确有效果，丹参还有促进心肌细胞的再生，促进坏死组织的吸收和肉芽组织的形成，加速心肌梗死的修复过程等作用。活血化瘀药物还有抗血栓形成和改善脂质代谢的作用，毛冬青、红花、川芎、水蛭、虻虫、三棱、地鳖虫能使血小板凝聚时间延长；丹参、红花、赤芍、降香组成的复方能抑制血小板聚集，这对预防心肌梗死有利；此外，姜黄、红花、郁金、丹参、山楂、当归等还有改善脂质代谢的效果。在运用活血化瘀法的同时，根据病情变化灵活地配伍其他药物，则可大大拓宽此法在心血管疾病中的运用范围。例如，配以补气药治疗冠心病、心绞痛、心肌梗死、心肌炎等，疗效往往优于单用活血药；活血化瘀药与清热解毒药同用，治疗肺心病急性发作期的疗效优于西药；活血化瘀药与平肝潜阳药同用治疗高血压，效果较单纯用平肝潜阳药好。临床还发现活血化瘀药治疗心律失常，如期前收缩、房颤、房性心动过速等，用量不宜大，因其有引发心律失常的可能；对病态窦房结综合征、传导阻滞等属心率缓慢者，其用量又可加大。

（二）回阳救逆法

心体阴而用阳，心阳衰弱即心的正常功能衰退，往往表现为虚寒证候。温运阳气是治疗心血管疾病的重要法则，尤其对一些危重的心血管病，更不可忽视温运阳气的必要性。我常用《伤寒论》少阴病方中的"麻黄附子细辛汤"治疗肺心病或肺心病合并心力衰竭，本方原治少阴感寒证，取麻黄发汗解寒，附子温里补阳，细辛发散温经，三味组方，补散兼施，虽发微汗，但无损阳气，历代医家称之为温经散寒之神剂。麻黄作用在肺，其效甚暂，必与附子同用，方能振奋心肾之阳；麻黄、附子并施，内外协调，则风寒散而阳自归，精得藏而阴不扰；细辛功能温肺定喘，用量宜大，常用 4.5～9g，虽辛散有余，但配以附子则平喘降逆，效如桴鼓。又如附子汤治疗冠心病心绞痛、心肌梗死，以附子温阳散寒，人参、白术、茯苓甘温益气，芍药和营活血，诸药合用，共奏温经散寒、益气活血之功。晚近治疗冠心病，多崇气滞血瘀或痰瘀交阻之说，或理气、或逐瘀、或祛痰、或通痹，虽取效于一时，但每易反复。在长期临床实践中，我总结出冠心病心绞痛、心肌梗死等引起的胸痛，其实质多为阳虚阴凝。阳虚为本，阴凝为标，立法用药以温阳为主，解凝为辅，以附子汤加减，不仅止痛效果明显，且疗效巩固持久。

通脉四逆汤可用于治疗病态窦房结综合征。历代医家因本方能起下焦之元阳，续欲绝之脉而对其极为赞赏。病态窦房结综合征属中医心悸、怔忡、胸痹、昏厥等病证范畴，其脉象表现为沉、迟、涩等，临床上以阳虚、气虚多见，选用通脉四逆汤治疗每能奏效。对无脉症、低血压、肢端青紫症等也可用本方加减治疗。急救回阳汤治"三衰"（呼吸衰竭、心力衰竭、肾功能衰竭）有很好的效果，此方源出王清任《医林改错》，原为吐泻后转筋，身凉汗出而设，由党参、附子、干姜、白术、甘草、桃仁、红花诸药组成，功能回阳救逆，促使气通血活，化险为夷，治厥逆急证，颇为应手。"三衰"多发生于久病者及老年病人，且多有血瘀之基础，附子是回阳救逆的主药，在使用时既要大胆，又要配伍适当，制其有余，调其不足。

（三）扶正补益法

《黄帝内经》谓"涩则心痛"，《金匮要略》则以胸阳痹阻专论胸痹之病。涩者血脉不畅，痹者郁阻不通，历代医家多以"不通则痛"解释胸痹心痛的病机。实际上"不通则痛"仅是胸痹心痛病机的一个方面，虚则不荣，心失所养亦可产生心痛，即"不荣亦痛"。即使是瘀血、痰浊、气滞等痹阻心脉，不通则痛，瘀血、痰浊、气滞本身，亦多因脏腑虚损，功能减弱而产生，因此心血管疾病多为本虚标实之证，心气虚、心血虚为本，瘀血、痰浊、气滞为标。

"心主血脉"，"营行脉中，卫行脉外，营周不休……如环无端"，心具有推动血液循环之功能，此功能主要靠心气来实现。心阴是心之活动的物质基础，包括心血及其他一切营养物质，起着濡养心及血脉的作用。心居膈上，为阳中之阳脏，心阳具有温煦心脉的作用，心阴、心阳合化而产生心气，使心具有推动血液循行等功能。心阴、心阳需保持相对平衡，才能维持心脏的正常功能，无论是心阴还是心阳之虚损不足均可致心脏功能减弱。"邪之所凑，其气必虚"，虚则邪干之，寒邪、瘀血、痰浊、气滞等乘心脉虚衰而痹阻心脉，遂作心痛。胸痹心痛产生的根源在于心气不足，故扶正补益法也是治疗心血管疾病的重要方法之一。

人是有机的整体，人体各种功能的发挥，需要各个脏腑器官的协调。心气不足是胸痹心痛产生的根源，而其他脏腑的功能失调亦可影响到心。如脾为后天之本，气血生化之源，脾虚则气血生化不足，有碍于心之濡养；心肾为水火之脏，心肾相交则水火既济，若肾虚则心失濡养温煦；肝主疏泄，心之运血，靠肝疏泄之助等。所以扶正补益法涉及范围甚广。

自拟益心汤，功能益气化瘀，活血通脉，用治心绞痛、心肌梗死等多能较快地缓解症状，尤其对老年及心肌炎后遗症病人，凡属气虚血瘀者用之皆效，正如张锡纯所言："气血同虚不能流通而作痛者，则以补虚通络为宜，不可惟事开破。"此外，我常以健脾益气养血之归脾汤加琥珀，治疗冠心病、病态窦房结综合征。

以扶正补益法调治心病，须循序渐进，补中寓疏，因人因时制宜，如于夏月之际，我常用李东垣清暑益气汤治疗冠心病，疗效亦佳。方中补中益气汤补气健脾，合生脉散益气复脉，佐黄柏、苍术清暑化湿。东垣云："夏月服生脉散加黄芪、甘草，令人气力涌出。"可见此方之奥义。还有人以温养气血的炙甘草汤治心动过缓；以滋养阴血的三甲复脉汤治心动过速；以补气益阴的生脉散加减治慢性心力衰竭、心肌炎等。

（四）通阳化浊法

心居阳位，为清旷之区，诸阳受气于胸中，素体心气不足或心阳不振，亦使得胸阳不展，气血运行不畅而导致痰浊阻滞，饮凝胸中，阳气失于斡旋，则痹阻心脉，胸痹心痛之证遂作。临床证明，心血管疾病病人出现胸闷、苔腻等痰浊症状者，乃病情发作的先兆，通阳化浊法有利于缓解病情，为治疗胸痹心痛的常用方法。故凡见胸膺痞闷，或心痛彻背，甚则背部恶寒、舌淡苔白而润者，遵历代"心病宜食薤"及"辛走气，多食之，令人洞心"之古训，法宗仲景，以瓜蒌、薤白通阳为主，选加半夏、茯苓、橘皮、枳壳、桔梗、石菖蒲、郁金等。石菖蒲引药入心，缓解症状迅速；半夏生用，先煎入药，常用量为10g，可加强化痰散结之力。

饮为阴邪，得温则化，得寒则凝，欲求宣痹化饮，温通心阳，附子在所必用，也可加干姜，取"离照当空，阴霾自散"之意。此外，从脏腑相关理论出发，临床也可见到不少心血管疾病病人于餐后痛剧，或餐后出现各种心律失常，从"心胃同治"着手，用调理脾胃之橘枳姜汤、清化痰热之温胆汤等治疗痞满食滞，肝胃不和及湿热中阻之心胸作痛、发作性快速性心律失常者，效果也好。

（五）芳香开窍法

芳香开窍又称为芳香温通法，这是目前应用较广泛的一种缓解心绞痛的有效方法，其特点是疗效迅速，故用于心绞痛急性发作期。此法适用于心胸疼痛属寒邪凝滞型的心血管疾病，其源出于"寒则凝、温则通"理论。常用药物有麝香、冰片、细辛、苏合香、高良姜等，功能宣通阳气，疏通血脉。

临床凡见心血管疾病因寒凝气滞而致心绞痛急性发作者，应以破气为主，麝香保心丸为首选，除冠心苏合丸、苏合香丸外，亦可取用六神丸。此外，云南白药中的红丸，俗称保险子，镇痛力颇强，亦可用治心痛，但其性烈而猛，只宜痛时暂用，每次不超过2粒。芳香开窍方药辛散走窜，易耗气伤阴，仅适合于急救，不宜久用，故急性发作期后当转为剿抚兼施，固本清源。

四、脑血管疾病的治疗方法

脑血管疾病中的脑血管意外，即脑卒中，俗称"中风"，是中老年人常见的一种急性疾病。在昏仆期以辨别闭证、脱证为关键，昏仆期后通过辨证选用补益、清热、熄风、化痰、活血等法。可归纳为以下几种方法。

（一）豁痰开窍法

内风暴动，气血并走于上，颠仆痰涌，昏迷痉厥，证有闭脱之分，症状相似，但治法大有区别。闭者是痰气之窒塞，脱者是正气之散亡，闭者宜开，脱者宜固，开关固脱，为治疗中风一实一虚之两大法门。证情复杂者，当审因论治，理法步骤，不可紊乱。中风卒暴昏仆，气血奔涌，挟胸中痰浊泛滥上凌，壅塞清窍，症见目瞪口呆，牙关紧闭，喉中曳锯，鼻鼾气粗，两手握固，苔腻脉洪，此属闭证，以开其闭塞为急务。闭证首分阴阳。阳闭多用安宫牛黄丸、紫雪丹鼻饲，牙关不开者，用乌梅肉擦其牙，取其酸能抑木、摄纳肝阳、化刚为柔之功，而紧闭自启，再用姜汤送服三蛇胆陈皮末，继予中风牛黄丸灌服。中风牛黄丸乃吾家传方。也可静脉滴注醒脑净注射液以醒神开窍。阴闭则用苏合香丸、冠心苏合丸灌服。不论阴闭阳闭，均可用石菖蒲根开窍，以振奋清阳，荡涤垢浊，鲜者取200～250g捣汁，调猴枣散灌服，或干品60～90g水煎服，或与生半夏同煎。因痰塞而脉沉无热，为寒痰上壅，其胸中清阳之气，已为浊阴闭塞不通，非燥烈大温之药不能开泄。还可配合羚羊角粉鼻饲，危急时羚羊角粉量宜大，用其效专力宏；苏醒后宜选用清热化痰、平肝潜阳诸方药，辅以活血之剂。

（二）扶正固脱法

卒暴痉厥，每由肝阳上升，热痰壅塞，多属闭证。然亦有因真阴虚竭于下，致无根之火仓促飞腾，气涌痰奔，上蒙清窍，忽然痉厥，而出现目合、手撒、冷汗淋漓、二便自遗、气息俱微之脱证者，此种脱证多见于中风之病情危笃时。脱证以阳气虚脱为多，也有阴阳俱脱者，当予扶正固脱法。阳气虚脱治以独参汤或参附汤，因阳气暴脱，非人参之大力不能救危于顷刻；阴脱于里，阳亡于外，独参犹恐不及，故必合气雄性烈之附子，方克有济。如其阳未尽越，肢冷未甚，可用炮附子，若其阳气暴绝，冷汗淋漓，则附子又非生用不可。汗出不止者加黄芪、龙骨、牡蛎、山萸肉等敛汗固脱。如属阴阳俱脱，则用地黄饮子或参附汤合生脉散。临床中风病人出现脱证时，往往表现为虚实相夹、内闭外脱，因此治疗时既要救脱，又须开闭。在运用上述方药时，还必须配以羚羊角、竹沥、姜汁、导痰汤、至宝丹等平肝潜阳、豁痰开窍之品。

（三）泄热通腑法

出血性脑卒中急性期以风、痰、火为主，恢复期则重在风、痰、瘀。由于突然发病，胃肠满实，风、痰、火主要在人身之上部，此时釜底抽薪，上病取下，通其腑气，实为救治之要诀，此类证候以阳闭者多见。腑气不通与病情轻重、转归及预后均有密切关系，根据脏病"以腑为出路"的原则，取通腑泻下、清热化瘀之剂以祛邪安正，有利于缓解病情。大黄为救治此类中风之圣药，如痰火炽盛，温胆汤加大黄；兼气虚者，补中益气汤加大黄、芒硝。但需注意的是，泻下不宜过猛，以免过耗正气，同时泻下过频，多次搬动，有可能会加重病情。可根据病情而加减用量，体弱者应予轻剂，或攻补兼施，方为稳妥。

（四）滋阴潜阳法

中风昏仆之证，无论是闭还是脱，其所以有此猝然之变者，皆为木火猖狂，煽风上激，扰乱清空之窍，或龙雷奔迅、僭越飞扬所致。盖木焰之鸱张，龙雷之暴动，皆因肝肾之相火不安于本位，故滋阴潜阳为急要之良图，运用本法可使阴液得复，肝肾得养，火降风熄，常用方剂为地黄饮子或风引汤等。风引汤清热泻火，潜阳熄风确有奇功，具体用药多以潜镇之介石类为主，如珍珠母、玳瑁、石决明之属，皆为潜阳妙剂；石类中磁石、龙骨等具有吸引力者，功用亦同；临床习加柔肝抑木、引热下行之山羊角、牛膝、玄参；活血化瘀之蒲黄、赤芍、白芍等，以驾驭其方张之势焰，抑遏其奋迅之波澜，对肝阳上亢而致肝风内动诸症皆有良效。中风乃虚实并存、本虚标实之病，在投滋阴潜阳剂时也需伍以他药，兼血瘀加丹参、桃仁；兼痰热加瓜蒌、半夏；热甚加黄芩、连翘；阴损及阳，加肉苁蓉、巴戟天等。

（五）搜风通络法

中风的治疗，随着历史的发展，逐渐趋于治内风为主，祛风剂的使用日益减少。但"风为百病之长"，"高巅之上，惟风可到"，大凡头痛剧烈或肢体偏废、拘急，肌肤不仁等风邪入络型脑血管疾病，祛风法仍具有临床实用价值。常用方剂有九味羌活汤、大秦艽汤、小续命汤等。

古人云："治风先治血，血行风自灭。"治血包括养血和活血。风邪外中，必因正气先虚，或脏腑阴阳失调始得之，故血虚络空者，搜风兼养血清热；血脉痹阻者，搜风辅活血通络；气机壅塞者，搜风合调畅气机。我临床喜用川芎，以其能行血中之气，祛血中之风，且上行头目，配以羌活、石楠叶、桃仁、红花、僵蚕等，治头痛剧烈之脑血管病甚为应手。对颅内血肿、脑血管畸形等，也可以此法加水蛭等品治疗。

中风后遗症期，多见手足不仁、半身不遂及刺痛瘫痪，此乃气血上郁，心脑被其扰乱而功用失常，经络隧道为痰瘀阻塞，气机已滞，血脉不灵，可予此法。活血通络法治疗瘫痪，应掌握时机，旬月以后，大势已平，即可使用，若其不遂已久，机械固已锈蚀，虽有神丹，也难强起。此外还需注意据病变部位用药，上肢宜加桑枝，下肢宜加牛膝，疼痛较剧者，全蝎、蜈蚣之属也可加入，以虫类善搜剔经络血瘀之故。

（六）活血化瘀法

活血化瘀疗法在脑血管疾病的运用中尤为重要。由于脑血管疾病的主要机制为瘀血阻于脉络，故活血化瘀可贯穿于治疗的始终。从"血无止法"这一观点出发，离经之血也是瘀，瘀血清除，心脑方可恢复清灵之用。在出血性脑卒中的治疗中运用此法已获得成功经验，其经验是：水蛭破血逐瘀利水，药理成分含有水蛭素，功能抗凝，并有扩血管、降低血液黏稠度和增加血流量等多种作用，无论出血性还是缺血性脑血管病均可运用，生水蛭以粉剂吞服效果尤佳。以羚羊角粉配犀角粉灌服，可防治颅内出血，以犀角地黄汤加大黄、土牛膝清热泻火，凉血散瘀，治疗急性脑卒中多有验者。需强调的是：活血化瘀药在不同时期有不同的用法，出血时当选丹皮、桃仁、赤芍、生三七之属，其中竹节三七止血效果最佳，云南白药也可选用，还可配合外治法，以附子粉敷涌泉穴或生大黄木调鸡蛋清敷太阳穴，可引火下行。临床还有童便止血一法，可提倡运用。

脑出血病人使用活血化瘀药不仅无弊，且有利于病情的康复。因此，对急性出血性脑卒中除重症昏迷宜用平肝、豁痰、开窍法外，凡有瘀血症状者，均可用活血化瘀法，这样既有利于止血，又能加速血肿的吸收，解除颅脑压迫症状，有利于神经功能的恢复。中风的预防要点是慎起居，节饮食，调情志。慎起居即为生活要有规律，注重保健锻炼；节饮食指饮食有节制，不暴饮暴食，不过饥过饱，膳食应合理搭配，定时定量，并宜清淡，戒烟酒；调情志是指避免情绪激动，调和阴阳刚柔。另外，还要做到尽早注意和发现中风先兆，如偶尔一阵头晕，头部无故一阵发沉，耳内无故一阵风响，平素聪明忽然记忆力下降等，应当及早采取防治措施。中风预防，可选用化瘀之生蒲黄、利于药物吸收之苍术、引经之川芎、补气之黄芪组方，该方药只四味，但配伍合理，定名为预防一号。对中风先兆的防治，颇具效验。

我在长期临床实践中发现，脑动脉硬化症及老年性痴呆都与瘀血有关，用活血化瘀方药进行治疗，取得了较好的疗效。脑为元神之府，髓之海，六腑清阳之气及五脏精华之血，皆聚会于头。根据"脑髓纯者灵，杂者钝"的理论，清灵之府因瘀而不能与脏气相接，脑失其养，遂致"杂者钝"。此病忌补，应疏通脉道，推陈致新，可用癫狂梦醒汤或益气聪明汤，或黄连温胆汤合通窍活血汤加味，辅以川芎、通天草轻清上逸，善行气血，引药入脑则疗效更佳。

五、诊治急性脑血管病病例举隅

闭、脱二证是中风之重证，宜急救之。一般认为，闭证宜开窍醒神，阳闭治以辛凉，阴闭施以辛温，脱证则宜回阳救脱。中风猝然昏仆，神志不清，初期多为闭证，若救治不及或用药不当，或邪盛正衰遂使病情加重转为脱证，可见四肢厥冷，手撒遗尿，大汗淋漓，病至重危，故救治闭证及时与否是能否促使中风重证转危为安的关键。

束某，中风，不省人事，牙关紧闭，两手固握，痰鸣鼻鼾，目合，遗尿，口角流涎，手足抽搐，汗出如珠，便结面赤，脉弦大无伦，证属肝风挟痰瘀内闭。急以鼻饲至宝丹、苏合香丸各1粒，继用汤剂：羚羊角尖（磨冲）1.5g，明天麻4.5g，双钩藤（后下）12g，生石决明（先煎）60g，杭菊花9g，天竺黄6g，陈胆南星6g，生牡蛎（先煎）30g，杭白芍6g，竹沥半夏6g，九节菖蒲6g，生蒲黄（包煎）15g，炙远志9g。

复诊：药后大便畅通，神志初清，牙关已开，有黏痰吐出，大汗已收，抽搐亦稀，面赤大减，脉弦大也平，舌本仍謇涩，舌苔腻黄。机窍初启，痰热逗留，肝风犹未平。当平肝熄风，化痰通络。改用：羚羊角尖（磨冲）1.5g，明天麻4.5g，双钩藤（后下）12g，僵蚕9g，冬桑叶9g，生石决明（先煎）15g，杭菊花12g，磁石（先煎）18g，白蒺藜12g，茯苓、茯神各9g，生蒲黄（包煎）15g，竹沥半夏6g，陈皮4.5g，九节菖蒲6g，炙远志9g。

三诊：渐思谷食，舌苔腻黄将化，脉细滑数。风阳初潜，肾阴暗耗，痰热未清，转而育阴养胃，兼化痰热，药用：川石斛12g，麦冬9g，珍珠母（先煎）18g，决明子12g，海蛤粉12g，橘络4.5g，川贝母6g，生首乌12g，杭菊花6g，稆豆衣12g，冬瓜子12g，竹沥半夏6g，生蒲黄（包煎）15g。待病人饮食日增，渐能行动，原方加入别直参须4.5g，丝瓜络9g，调理善后。

第六讲　老年性痴呆诊治心法

老年性痴呆是一种进行性精神衰退的疾病，临床表现以痴呆症状最为突出，病理改变以大脑的萎缩和变性为主，临床包括阿尔茨海默型痴呆、血管性痴呆、混合性痴呆及其他痴呆。老年性痴呆类似于中医学什么病证，国内文献尚无统一认识，有根据其记忆力衰退的表现而归入"健忘""善忘"的；有根据其表情痴呆，智力下降的表现而归入"呆病"的；有根据其形体虚弱，性格抑郁的症状而归入"虚劳""郁证"的。我认为老年性痴呆所表现的智力下降，记忆力进行性衰退，乃至部分或全部丧失，常伴有精神行为异常症状等，与"癫狂"症的描写最为吻合，其中癫证为"文痴"，呈抑郁态，以表情痴呆、性格抑郁、沉默少言为主症，相似于老年性痴呆认知功能减退的表现；狂证为"武痴"，呈兴奋态，以动而多怒、躁妄打骂、喧扰不宁为主症，类似于老年性痴呆的精神障碍症状。中医学对老年性痴呆的基础和临床研究正在不断深入，大量的实践证明，中医药对防治本病的发生和发展具有十分重要的意义。

一、病因病机

近年来，在探讨气血与衰老关系的同时，我发现老年性痴呆与"瘀血"直接相关。因为老年人随着年龄增长，长期受到七情的干扰，或思虑不遂，或悲喜交加，或恼怒惊恐，皆能损伤心、脾、肝、脑，导致脏腑功能失调，阴阳失于平秘，进而气血乖违、瘀滞，蒙蔽清窍，神志异常而发为痴呆。因此，"脑髓纯者灵，杂者钝"的观点，是防治老年性痴呆的理论基础及主导思想。

临床及实验也证实，老年性痴呆以血管性痴呆为多见，因大脑持续缺血与代谢性损伤而出现感知、记忆、抽象概括能力和创造思维能力等严重障碍，主要与脑循环障碍、全脑缺血有关，并且全脑血流量的降低程度与痴呆的严重程度成正比，这给瘀血学说以有力的支持。

二、辨证论治

现代所指的老年性痴呆，有阿尔茨海默型痴呆、血管性痴呆、混合性痴呆和其他痴呆之分，而中医辨证主要分为虚实两个方面，虚指肾虚和气血亏虚，实指瘀血、痰火，治疗必须根据虚实的孰轻孰重而投药。

（一）补肾填精法

这是一种传统的治疗方法。《黄帝内经》说："脑为髓之海。"肾主骨，生髓，上通于脑，临床上肾虚病人常表现有脑功能减退。实验表明，补肾中药是通过调节"脑－垂体轴"而发挥治疗作用的，临床对大脑发育不全的患儿，采用补肾法，可促使大脑发育，说明补肾可以健脑，因此，运用补肾填精法可使老年人脑功能减退得到改善。治疗本病常用方剂有龟龄集、六味地黄丸、左归丸、右归丸等，药用熟地、山萸肉、怀山药、龟板、鳖甲、何首乌、枸杞子、当归、仙茅、补骨脂等。经验方桑女三甲汤（桑寄生、女贞子各20g，白芍、天冬、生地各15g，龙骨、牡蛎、龟板各30g）以及养阴益肾汤（枸杞子、制首乌、玉竹、女贞子、麦冬、灵芝、石菖蒲、赤芍、郁金各10g，川芎12g，丹参30g，菊花6g）对血管性痴呆早期有效，可以选用。

黎某，女，62岁。近一年来头晕耳鸣，倦怠无力，精神呆滞，步履不正逐渐加重，面容痴呆，记忆减退，经常呆坐，懒于动作，嗜卧，性格明显改变，时而狂喜，时而啼哭，昼夜颠倒，思维迟钝。CT检查：两侧脑萎缩。体检除记忆力减退、计算能力下降外，无其他病理征象发现，舌淡苔薄白，脉沉细弱。辨证为肾精亏损，髓海失养，治以补肾填精、健脑益智，稍佐活血益气。方用：何首乌、枸杞子、怀山药、巴戟天、山萸肉、菟丝子、桂圆肉、益智仁、熟地各10g，石菖蒲、远志各6g，黄芪、党参、当归、川芎各15g，珍珠母30g。服10剂后，睡眠转佳，可独自行走，情绪稳定，能打太极拳，收听收音机，症状明显改善。守上方连进2个月，痴呆面容消失，反应较前灵敏，步履变稳，记忆力增强，后改用天麻丸、活血通脉片调理巩固。

（二）活血通窍法

《医林改错》说："夫人身之血气也，精神之所依附者，并行而不悖，循环而无端，以成生生不息之运用尔"，"故血乱而神即失常也。"由于气血不畅，凝滞脑气，瘀阻清窍，故见情绪躁扰不安，恼怒多言，或呆滞少语，妄思离奇，面色晦暗，胸胁苦闷，头晕心悸，舌质紫黯或有瘀斑，脉沉涩等，即王清任所谓"乃气血凝滞脑气，与脏腑气不接，如同做梦一样"。治以癫狂梦醒汤合通窍活血汤加减，药用柴胡、香附、红花、桃仁、赤芍、川芎、郁金、半夏、陈皮各9g，丹参15g。若神志淡漠加入石菖蒲、远志各9g，或加麝香（吞服）0.1g，以加强通窍活血之力；若久瘀化热，躁扰不宁加山栀、生大黄以清瘀热。此类病忌补，补则壅，而应疏通脉道，推陈致新，可于方中加水蛭一味，以其味咸入肝经血分，其性与瘀血相感召，破瘀而不伤气血，常用量为1.5～3g，加入同煎或研粉吞，并辅以通天草，轻清上逸，引药入于脑，颇有效验。实验已证实，活血化瘀能提高神经元的代谢功能，减少星状细胞水肿，增加脑血流量，对改善脑功能十分有益。因此，无论此病辨为何型，均可加用活血化瘀药以提高疗效。

吴某，男，72岁。患高血压以及动脉硬化已二十余年，经治疗近一年，血压已恢复正常，但头晕加重，记忆力锐减，常有四肢颤抖，活动不便，反应迟钝，呆滞少语，有时外出不识归途，理解、判断、计算等智力能力全面下降。CT检查提示脑萎缩、脑室扩大、脑裂增宽。面色晦暗，老年斑累累，舌质紫，脉细涩，属瘀阻清窍，凝滞脑气。用活血通窍法：天麻、桃仁、红花、赤芍、川芎、郁金、远志、石菖蒲、通天草各9g，丹参30g，桔梗6g，水蛭（研粉吞）2g，每日1剂。坚持服药3个月，症状逐渐改善，继用丹参、赤芍泡茶饮用，吞服水蛭粉（胶囊装），半年后能辅导孙儿做数学作业。

（三）益气养血法

气血是神志活动的物质基础，故有"神为血气之性"之说，气血充盈，才能神志清晰，精力充沛。《灵枢》说："血脉和利，精神乃居。"指出血气与神志密切相关。老年人由于气血两虚，脑失所养而出现健忘、智力减退，甚则痴呆，即沈金鳌所谓"心血不足，神不守舍"，临床表现为终日沉默，不饮不食，说前忘后，面色㿠白，气短乏力，小溲自遗，生活不能自理，舌淡脉细。气虚表现较明显，可用益气聪明汤加减，药用黄芪、党参各15g，升麻、葛根、蔓荆子、赤芍、川芎、当归各9g。夜寐不安加炒枣仁、远志、夜交藤各9g；小溲失禁加金樱子、补骨脂、芡实各9g。经临床观察，用本法治疗，对轻度病人疗效较好，但疗程较长；对中重度病人疗效欠佳。我根据"脑髓纯者灵，杂者钝"的观点，在方中加入丹参、水蛭等活血化瘀药，使疗效有了较明显的提高。

张某，男，68岁。近两年来经常头晕，诊为"颈椎病""脑动脉硬化症"，长期服用颈复康冲剂，症状无缓解，近半年出现神识呆滞，终日不言不语，独坐室内，闭门不出，面色㿠白，皮肤干皱，小溲淋漓不畅，家属劝其来医院就诊。经检查未发现阳性体征，脑电图示局灶性慢波，脑血流图示两侧脑血管弹性减退。舌质淡红，脉细。辨证为气血两虚，清窍失养。予益气聪明汤加减：黄芪、党参各30g，枸杞子、当归各15g，升麻、葛根、蔓荆子、红花、赤芍、合欢皮各9g。服20剂，症状改善，但言语仍少，生活刻板，前方加石菖蒲、远志各6g，丹参30g，继服达半年，症状基本缓解，后改用补中益气丸吞服巩固。

（四）清热涤痰法

清代名医陈士铎说："呆病其始也，起于肝气之郁……而痰不能消，于是痰积于胸中，盘踞于心外，使神不清而成呆病矣。"老年人情志不遂，聚湿成痰，痰浊郁而化热上扰清窍，常见心情烦躁，言语啰唆或多疑善虑，头痛失眠，甚则哭笑无常，忿忿不平，喉中痰鸣，舌质暗红，舌苔黄腻或白腻，脉弦滑或弦涩。治当清热泻火、涤痰开窍。方用黄连温胆汤加减：川连5g、姜半夏、淡竹茹、白茯苓、陈皮、白芥子、胆南星、石菖蒲、远志各9g。若头痛呕恶、口干便秘，加礞石滚痰丸9g或钩藤、生大黄各9g，以导痰热下行。

陈某，男，70岁。患脑血栓年余，经中药、针灸治疗，病情好转，可以跛行，近半月来，情绪易激动，暴哭暴笑，语无伦次，詈骂不休，面红目赤，肢体震颤，大便秘结，舌红苔黄腻，脉弦滑数。证属痰火上扰，神志逆乱，治拟泻火涤痰以安元神。药用：黄连3g，枳实、橘红、姜半夏、白茯苓、淡竹茹、胆南星各9g，莲子心6g，生大黄12g，生甘草3g。连服10剂，大便通畅，性情平静如常，舌面黄腻苔退净，舌质淡紫，续以补阳还五汤加减，吞服健脑散善后。

老年性痴呆病程较长，在治疗中单纯的虚证和实证较为少见，往往表现为虚实夹杂。因"头者，精明之府"，《灵枢·大惑论》及"海论""口问"篇将视觉、听觉以及精神状态的病理变化与脑密切联系起来。然而，元神之健全必须依赖"髓充满"（脑为髓海），"空窍清"（脑为清窍之府）和"脑络通"（头为诸阳之会）作为生理功能的基础，一旦邪客于脑（主要是瘀、痰），难免窍蒙、络阻，加之老年人脑髓渐空，势必导致虚实夹杂，元神失其健全，出现精神、意识、思维方面的病理变化，这就是"杂者钝"之关键所在。所以在治疗中必须邪正兼顾，益气化瘀、补肾健脑并用。如经验方益气化瘀醒脑汤（党参30g，黄芪60g，丹参20g，地龙、鹿角霜各15g，川芎、桃仁各10g，天竺黄、石菖蒲、远志各6g，红花5g）、健脑散（红参、川芎、制马钱子各15g，地鳖虫、当归、三七、枸杞子各21g，地龙、全蝎、制乳没各12g，紫河车、鸡内金各24g，血竭、甘草各9g，研极细末，盛入胶囊，每服4.5g，早晚开水冲服），两方都气血兼顾，祛邪扶正，有较好疗效，可供选用。

我自拟研制的"醒脑冲剂"经临床观察，效果满意，并通过了上海市科学技术委员会的鉴定。该方由黄芪、白术、丹参、生蒲黄、石菖蒲、远志、通天草组成，方中黄芪、白术为君，补气健脾，以使气充血活；丹参、生蒲黄为臣，旨在活血通脉，化瘀和络，使脑络瘀邪化散；石菖蒲、远志为佐，意在疏导督脉之气，行开窍益智之功；以通天草为使，使药上行入脑。诸药配伍得宜，共奏益气活血、开窍醒脑之效。经动物实验证实，该方对模型动物，具有显著的促进记忆获得及记忆再现的作用，其作用与用药时间长短成正比。对32例原发性及混合性痴呆及28例血管性痴呆（共计60例）病人进行了3个月的投药观察，病人基本恢复10例，显效15例，有效28例，无效7例，治疗总有效率达88.3%，与其他药物对照组相比，有显著差异，本方对血管性痴呆效果最好。故药不在多寡，力不在峻猛，贵在配伍，这乃是中医药特色之一。

在具体药物选择应用上，我主张选用药性和平、气味升扬之品，其意在于疏通，不在于破泻。尤重疏导督脉经气以助药升达巅顶，入脑开窍。常用药对配伍如下。

石菖蒲配蒲黄。石菖蒲乃秉天地清气而生，气味芳香，其性轻扬，能疏导督脉，以怡心情，舒郁气，化脾浊，宁脑神；蒲黄乃香蒲之花粉，其气亦香，其性亦轻，主入血分，生用则活血化瘀，炒用则止血而不留瘀。两药配合，则祛瘀浊以通脑络，醒心脑以复神明，共奏开窍安神，醒脑复智之功。

水蛭配通天草。水蛭味咸性寒，专入血分，因其药性缓而持久，善于逐散凝积日久之瘀血，且有攻而不伤正之特点，常用于祛痼除瘀；通天草为荸荠之苗，其味甘淡，其性轻逸，善引药入脑，与水蛭相合，使药力上行于脑，剔除脑络新久瘀血，瘀化则络通，络通则脑清。

黄芪配川芎。此取补阳还五汤益气活血之意。近贤丁甘仁指出："安神必益其气。"故养神健脑当须益气。黄芪补气升阳，且其气味俱轻，备升发之性，凡脑力不足，九窍不通者，多以黄芪为上品；川芎功擅祛风活血，其性升散，善行巅顶，乃血分之气药，为治脑络瘀血之良药。但川芎香窜，久服易耗正气，故与黄芪同用，既能助化瘀之药力，又能护扶正气，两药相合，活血而不伤正，补气而不留邪，益气以安神，化瘀而开窍，具标本兼治之功，攻补同施之妙。

治疗老年性痴呆时，我常以轻升之药物，如葛根、升麻、通天草等，升发阳气，温通督脉，益脑开窍。督脉乃人身阳气汇聚之经，温通督脉，可使髓海阳气充盛，与阴经任脉交会贯通，达到阴平阳秘，阴阳平衡的目的，此亦为临床用药之要点。

另外，由于血管性痴呆者中60%～80%曾患有高血压、冠心病、糖尿病、脑动脉硬化症、高脂血症，因此积极治疗原发病，并适当参加运动和练气功，对痴呆的防治具有一定的意义。

第七讲　血液病诊治心得

从血证到血液病的临床研究是一次较大的改革和深化，在临床辨证观察中结合西医学有关实验指标的方法，已被广为采纳。两种医学观察中发现了一些同步的变化，激发了传统方法和现代科研方法的相互渗透和运用。血证的狭义概念为出血性疾病，传统分类以部位而定：皮肤（肌衄）、鼻腔（鼻衄）、齿龈（齿衄）、呼吸道（咯血、咳血、唾血）、消化道（呕血、便血）、泌尿道（溲血）、阴道（崩漏）。而广义的血证比较近乎现代医学中对血液病的认识，它包括造血系统及影响造血系统并有血液成分异常的各种疾病，分别隶属于中医"血虚""亡血""血瘀""血积""血实"等范畴。

造血系统必须具备健全的多能干细胞，并且要排除一切可能令其发生病态的微环境，两者之间的关系犹如种子和土壤。《素问·宝命全形论》说："人以大地之气生""天地合气，命之曰人。"气作为人初具形质以及始生复制功能的原始种子，基本上奠定了生命过程中生、长、化、收、藏每一阶段的生理活动。而血为气之母，如同种植于土壤之中，气无时不受造血微环境的影响。这一认识，使我们可以清晰地理解血液病与血证之间的内涵联系，可清晰理解血液病有先天性、后天性及原发性、继发性的机制，可清晰理解血液病诊疗上的难易度并预测其转归。

一、血液病病机特点

祖国医学认为，脾胃为生化之源，血液滋生于脾，而肾主骨主髓，精髓可以化血，故其根在肾；另外，心主血，肝藏血，四脏共同构成较为完整的造血系统，其中脾、肾最为重要。脾虚难以运化水谷精微，导致血液生成不足；肾虚精髓空虚，造成血液化源匮乏，都可引起血液病。如果肾阳不振，脾失温养，火不生土，多见慢性贫血；肾阴虚衰，阴虚火旺，灼伤络脉，迫血妄行，常有出血见证。重者阴虚及阳，阳虚及阴，最终阴阳两衰。心、肝、脾三脏关系密切，气与血相互依存。心血不足，出现贫血；脾气虚耗，难以统血，而见出血；肝失疏泄，往往引起气滞血瘀。临床上所见血液病，也以心脾两虚、肝脾不调为常见。故贫血、出血、血瘀往往同时呈现，这与实验指标多相吻合。如血液病中的减少症类（包括缺乏症）与增多症类（包括肿瘤样增生症），减少症类病人的骨髓在整体增生低下的情况下有局限性增生活跃灶区；而增多症类中骨髓增生明显活跃的同时有其他细胞系的减少或缺损，这证明贫血、出血和血瘀并存的现象是微环境失调所致。临床观察中还发现血液病病人机体不平衡是经常的，而平衡却是短暂的，通过衡法治疗能大大增加其平衡程度。

由于血液病变使正气虚弱而易于感受外邪，所以常并发感染。血液病所致死亡多在营分和血分阶段，直接招致死亡的原因有二：一为外感邪毒，毒盛化火，灼伤血络，迫血妄行，妄行莫制；二为阴虚后期，内热血燥，血海空虚，邪扰不宁，里外交侵，气血两燔致阴阳双竭。

二、血液病治疗原则

血液病涉及心、肝、脾、肾，错综复杂，虚实互见，与气血障碍最为密切，故治疗血液病的最重要之手段是通气活血。机体是众多对立生理过程和物质的统一体。疾病是对立统一的破坏，即处于相对平衡的机体稳态的破坏。阴阳本是哲学概念，气血乃是对人体阴阳认识的客观标识，正如以上所述血液病中的减少症类和增多症类即是阴阳盛衰偏仄的两大倾向。衡法着眼于促进平抑代谢、增强抑制免疫，具体运用可归纳为24字方针：平衡阴阳，补其不足，删其有余；调畅气血，疏导壅滞，促其生化。当然辨治过程中，还须视不同阶段而异。

急性期：药不厌凉，凉不厌早。血液病急性发作，主证为高热和出血，高热出血均可导致疾病恶化，甚至死亡。因此，能否及早有效地控制高热，制止出血，是抢救的关键。何谓早？凡病人脉象从细缓转为洪数、弦滑，并见烦躁、失眠、遗精等症，往往是急性发作的先兆，其中脉象洪数为最重要的迹象，此时即使未见高热，血象尚未变化，亦应及早投以甘寒重剂，扑灭高热于无形之中，控制出血，以免病势蔓延。一旦热症、火症并露，血象明显变化，舌质红绛之时方进凉药，恐已鞭长莫及。何谓凉？因血液病之高热及出血非同一般，非药性凉、剂量大不能控制。我曾治一例再生障碍性贫血高热，石膏用至1500g，高热始撤。临床上以大剂清热解毒之品如犀角、羚羊角、石膏并进，紫雪丹同服，每每可使热撤血止，病情趋于稳定。

缓解期：脾肾双调，重在治脾。血液病出血控制之后，病情缓解，治疗转入脾肾双调，只有脾肾旺盛，气血充足，方为血液病治本之道。而在脾肾之中尤须以治脾为首要之举。因血液的生成原根于肾，但资生于脾，饮食必赖脾胃运输转化为精微，而后化生血液。我临床倡导"脾统四脏"说，即脾为五脏之本，一荣俱荣，一损俱损，脾胃不但能通过溉养四脏而助生血、生髓，更重要的是能协和五脏，不使偏仄生害。用药上善用苍、白二术及升麻，升麻已成血液病之专药，在补脾胃之气时炙用，治出血时取生用。

在治疗过程中，如见肾阴虚转为脾肾两虚，又转化为肾阳虚，其预后为顺为轻而趋稳定；若脾虚转化为脾肾两虚，再转化为肾阴虚，其预后为逆为重而多变。临床上阴虚尤难调治，解决办法为尝试促使阴虚转为阳虚，再用温补脾肾之药调治，此法每多获效，血象常持续上升。但阳虚亦不能一味温补，因温补太过恐化燥劫夺阴液，故温补之中应兼顾及阴，方合阳生阴长之旨。

在治疗过程中，活血化瘀法颇多意义，它能调整细胞功能，其机制是通过刺激健康细胞生成及改善其成熟环境，故说此法对"种子"和"土壤"都有改良作用，对"血虚""失血""血瘀"都有较好的治疗效果。鉴于血液病多虚实互见，错综复杂，故当因证施用，常取益气化瘀，降气化瘀，清热化瘀三种治法。

血液病根深蒂固，立法务求其本，一方既定，要相对稳定地使用一个时期，不应朝三暮四，但又非守方不变，恒守其法，药作微调，总以切合病机为要。

三、常见血液病诊治

（一）再生障碍性贫血

1. 察舌按脉，详辨气血盛衰

人之所有者，唯血与气，人体一旦患病，气血必碍。再生障碍性贫血虽证候复杂，病情多变，但其病理变化均与气血失常有关。因此，临证察舌按脉，旨当辨别气血之盛衰。

舌为心血所养，苔乃胃气所蒸，气血盛衰之变化首形诸舌。再生障碍性贫血病人的舌色多呈淡红，兼见舌边齿痕，多属气血两亏；舌色黯红，或有紫斑、褐点者，均为瘀血之征；舌尖红绛，并有裂纹者，为邪热内炽气血之象，多伴有高热不退；舌体胖而润，证属阳气虚弱；舌体瘦而燥，少苔或剥净苔，证为阴血虚损。阳气易复，故舌瘦苔少转为舌胖而苔起者，属轻为顺；阴血难生，若舌胖嫩转至舌瘦少苔者，属重为逆。舌苔厚腻一般系湿浊内滞所致，然再生障碍性贫血之气虚者也可出现腻苔，其特征为舌胖质嫩而苔白腻，当从虚证而投以补脾健胃之法，若误用消导则犯虚虚之戒。

脉为血之府，气贯于脉而行血，气血变化也现于脉，再生障碍性贫血病人脉象宜见细、弱、涩、微等，虚证见虚脉，表明病人气血虽虚，但尚无邪热干扰，脉静身凉，脉证相符，预后较佳；若脉象见弦、数、洪、浮大等，虚证见实脉，提示正虚邪实、热毒炽盛，或迫血妄行，或耗灼阴血，脉证不符为逆，多为病情恶化之兆，预后较差。《难经·十七难》谓："病若吐血，复衄衄血者，脉当沉细，而反浮大而牢者，死也，病虚脉实，当死。"验之临床，再生障碍性贫血病人临亡

前夕多呈躁动之脉，颇符经旨。

2. 补益肾气，通畅为贵

再生障碍性贫血以贫血为主要表现，是由骨髓造血功能逐步衰竭，血液生化障碍所致，其病位波及心、肝、脾多脏，病源根本在于肾气虚损。肾气乃生化之本，人之精、气、血皆赖肾气，五脏之阴非此不能滋，五脏之阳非此不能发。再生障碍性贫血多因肾气虚惫，气化无权，致阳衰阴亏，生化无源，日久则出现形体羸瘦，精神委顿，时寒时热，反复出血等虚劳证候，治当以补益肾气为主。

宗仲景"五脏元真通畅，人即安和"之旨，补肾贵在求得气化通畅，肾气健运不息，则肾精固密，气血生化无穷。故在用药上我多选用辛甘性温之剂以通补相兼，既能大补肾气，振奋脏腑气化，又有宣通之功，激发气血化生。每以《世医得效方》所载安肾丸化裁治之：方以补骨脂、巴戟天、杜仲、肉苁蓉、菟丝子辛甘温之品为君，意在温补肾气；臣以熟地滋填肾精，以养营血；取苍、白术为佐，以健中气，促脾运；使以当归通肝气，茯苓通心气，陈皮通脾气，茴香通肾气，以求五脏元真通畅，诸药合用，共奏通补肾气，滋养阴精，生血扶虚之效。若贫血明显者，加红参、鹿角、阿胶，并配以饮食疗法，取牛骨髓粉 30g 蒸服，或用鲜紫河车 1 只加红枣 10 个，煎服，后加肉桂粉 1g 冲饮；气虚发热者加黄芪，或合补中益气丸同用；若气不摄血，便血、崩漏者，加炮姜、牛角腮、伏龙肝等；瘀血内阻者加丹参、红花、桃仁等。

王某，男，26 岁。始见低热伴牙龈出血，四肢紫癜 8 个月余。入院查血红蛋白 23g/L，白细胞 1.9×10^9/L，血小板 22 ×

10^9/L，经检查，骨髓增生极度低下，诊断为再生障碍性贫血。症见低热绵绵，精神委顿，面色苍白，胸闷纳呆，齿龈出血，色淡量多，下肢紫癜累累，舌淡而胖，苔薄白，脉细缓。证属肾气不足，生化无权、统血无力，投予安肾丸加减，并辅以小量输血。药投苍术10g，熟地、杜仲、续断、狗脊各15g，补骨脂30g，黄芪、白术、当归、补中益气丸（包）各12g，小茴香1.5g，炙甘草3g。经治两个月，低热见退，胃纳渐开。守方加鹿角9g、阿胶（烊化）9g。停止输血，配以牛骨髓粉蒸服。服药半年，面唇转红，齿衄与紫癜消失，复查血红蛋白78g/L，白细胞3.7×10^9/L，血小板92×10^9/L。随访两年，病情稳定。

3. 活血化瘀，去旧生新

血犹水也，盛则流畅，虚则鲜有不滞者。因血液耗损，血脉空枯，无余以流，则艰涩成瘀，故再生障碍性贫血每兼夹瘀血。因瘀血作祟，使病情加剧，缠绵难愈。如瘀血内踞，血难循经而妄行脉外或流于肌肤，或溢出九窍，可致出血不止；血凝气滞，气化失司，则生血无源，使贫血加重；瘀阻脉道，气血循环受阻，脏腑经络为之失养，则最终致多器官功能衰竭。临床所见再生障碍性贫血病人表现的皮下青紫瘀斑、眼睑晦暗、舌质紫等，均为瘀血之象。

遵唐容川"旧血不去，则新血断然不生"之说，对证属肾气不足，经治少效或罔效者，可在温补肾气之剂中加入丹参、红花、桃仁、虎杖等活血化瘀之品，以促不足之血速生。瘀血体征明显者，辄投以桃红四物汤，此方以熟地、白芍、当归养血和营，川芎、桃仁、红花活血化瘀，全方寓祛瘀于养血之中，有补血而不留瘀，活血而不伤正之效，临床每加升麻以举清阳之气，合虎杖以祛瘀降浊，二味相配，升降气血，有鼓舞气血生长之功。若肾气不足，化血无力者，加补骨脂、鹿角、阿胶；脾虚湿困，生血受阻者，加苍术、白术；瘀热炽盛，高热烦渴者，则改熟地为鲜生地，加黄芩、石膏，并另吞服紫雪丹1.5g，每日2次；血热妄行，牙宣鼻衄者，去川芎，加侧柏叶、白茅根，并配以外敷法，如生大黄粉调鸡蛋清敷二太阳穴，或取附子、生姜同捣敷涌泉穴。

严某，男，10岁。头晕心悸伴牙龈出血频发1个月，内科诊断为再生障碍性贫血，经激素、输血等治疗，病情时轻时重。查血红蛋白50g/L，白细胞2.8×10^9/L，血小板2.2×10^9/L，网织红细胞0.1%，骨髓检查示红细胞、粒细胞系均低下。病人脸唇苍白，神萎乏力，巩膜及眶周色素明显，齿衄色黯，舌淡紫苔薄腻，脉细涩。证属肾气虚弱，运血无力，以致瘀阻气机，生化无权，遂使气血日衰。方用桃红四物汤加减，药用生地、熟地各12g，当归、赤芍、红花、桃仁、苍术、白术、侧柏叶、牛膝各9g，升麻4.5g，虎杖15g。服药2周，胃纳渐开，齿衄亦止，原方加鹿角9g，黄芪9g，党参12g，补骨脂30g。另取牛骨髓粉蒸服。服药5个月，诸症均减，血象稳步上升，血红蛋白83g/L，白细胞5×10^9/L，血小板80×10^9/L，网织红细胞1.2%，病情缓解出院，可参加学校各项活动，无明显不适。

（二）白血病

1. 分型治疗，探索抗"白"有效药物

白血病分为阴虚型、阳虚型、阴阳两虚型、瘀血型、痰热型、温热型六个类型，白血病的本质乃本虚标实，故治疗法则总以扶正达邪为主，有利于诱导缓解与维持缓解。

阴虚型因骨髓受损，内热伤阴，热灼血络，急症宜速投犀角地黄汤。慢性者偏重养阴，血象白细胞偏高时可用鳖甲饮（鳖甲、黄芪、龟板、当归、太子参、丹参、生牡蛎、银柴胡、栀子、赤芍）。如为非典型性白细胞、骨髓粒细胞增生，而周围血象较低者，服滋阴固本汤（生地、首乌、赤芍、白芍、阿胶、地骨皮、黄芪、当归、甘草）。上述两方经临床验证，可诱导缓解，延长缓解期，无副作用。

阳虚型多因正气本虚、邪毒侵袭，营卫失和，阳气衰微，白细胞数偏低，治以甘温益火扶阳，药取人参叶、党参、黄芪、仙茅、白术、丹参、巴戟天、补骨脂、甘草等。不宜用附、桂、干姜一类，恐燥热劫阴，以致动血出血。

阴阳两虚型，本型遗精症多见，遗精后症状加重，且易转化为温热型的急性发作，如症有发热不退宜早投凉药，防止出血变端，常用药有首乌、人参叶、仙茅、太子参、丹参、党参、当归、赤芍、白芍、甘草。

瘀血型多系慢性，用桃仁承气汤、人参鳖甲丸、阿魏丸等，我曾自拟方治之：内服龟甲化瘀饮（龟板、鳖甲、牡蛎、三棱、莪术、丹参、红花、太子参、仙茅），外用消痞粉（水红花子、皮硝、樟脑、桃仁、地鳖虫、生南星、生半夏、穿山甲、三棱、王不留行、白芥子、生川乌、生草乌、附子、延胡索，施用时加麝香和冰片）。

痰热型以淋巴细胞性为多见，治取化痰软坚、活血消积，常用夏枯草膏、小金丹、金黄散化瘀软坚，急性肿胀可用板蓝根、西青果、黄药子、生牡蛎、昆布、海藻、僵蚕、丹参、赤芍、贝母、丹皮。

温热型系急性白血病或慢性白血病急性发作，是热毒深入营血见证，常用"三宝"抢救，或治以人参白虎汤、神犀丹。雄黄为抑制白细胞的有效药物，制成复方"抗白一号"，每服1.5g，一日三次，曾用于治疗慢性粒细胞性白血病，对诱导缓解与巩固疗效具有效验。

2. 发热诊治，卫气营血以定吉凶

白血病发热亦称白血热，为邪毒或热毒所致，与通常发热不同，因正虚又复外感者，其热多为急性高热，如为阴虚或阳虚致热者，病属慢性，热度一般不超过38℃。退热分以下几种情况辨治。

劳热型。热型波动不大，常稽留于38℃左右，病人不自觉，也可出现潮热自汗，即古人所称"蒸病"。治当滋阴退热，药用生地、石斛、鳖甲、知母、地骨皮、黄柏、西洋参、天冬、麦冬、北沙参、青蒿，此从青蒿鳖甲汤、清骨散化裁而得。

外感发热型。热型波动大，伴头疼、体痛、鼻塞、咽痛、恶风，甚至寒战，应及早投入大剂清热，截断病势，阻其入营入血，药取鸭跖草、黄芩、山栀、大青叶、野荞麦根、银花、野菊花、石膏、蒲公英。肺部感染加鱼腥草、开金锁；咽部感染加板蓝根，肠道感染加黄连、白头翁。

气虚发热型。热型缠绵，较为少见，治当甘温除热，扶正达邪，常用补中益气汤或当归补血汤。

高热骤发。病情进展迅速，常见逆传或直入营血，发热原因与成熟粒细胞减少、免疫功能低下引起继发感染及广泛周身浸润出血引起细菌滋长等因素有关，症势凶险。由气入营，气血两燔时当清热解毒，佐以护营，不致邪毒内陷，药用白花蛇舌草、青黛、蚤休、石膏、玄参、知母、黄芩、黄连、连翘心、淡竹叶、甘草。入血、动血则更为恶候，非犀角（水牛角代）不能解其危，常用三甲散合当归龙荟丸化裁扶正达邪，有一定作用。正邪抗争，要权衡虚实。死因一般有两途：化源告匮，阴阳两竭。

3. 微观辨证，参考现代检测手段

白血病的周围血象，总白细胞数常超过 $100 \times 10^9/L$（$10^5/mm^3$）以上，可多至（$1000 \sim 5000$）$\times 10^9/L$（$1 \times 10^6 \sim 5 \times 10^6/mm^3$），也可少至（$0.2 \sim 0.5$）$\times 10^9/L$（$200 \sim 500/mm^3$）。白细胞系类中常有原始细胞、幼稚细胞出现，红细胞及血红蛋白多呈减少状态而出现贫血，血小板明显减少而有出血倾向。骨髓象表现为：骨髓增生明显甚至极度活跃，但也有增生不良可能。过氧化酶染色粒细胞系为阳性反应，单核细胞为弱阳性反应，淋巴细胞则为阴性反应。碱性磷酸酶染色时，成熟粒细胞指数在急性淋巴细胞白血病时偏高，在急性粒细胞白血病和急性单核细胞白血病时偏低。结合肝脾肿大、淋巴结肿大、骨骼压痛等表现，都有助于中医的微观辨证。在临床使用升麻时发现其对增生不良者有较理想作用，虎杖对增生活跃有明显抑制效果，故两药合用，能巧妙地在促进和平抑代谢、增强和抑制免疫中发挥效应。参考现代检测不仅仅能确定白血病分型，而且有指导用药的意义，升麻可代犀角唐代已有论说，金代医学家张元素曾谓，升麻能"升阳于至阴之下"，我认为至阴的含义可引申为骨髓，投用确实起到理想的效果，白血病接受化疗后就可配以西洋参、鸡血藤、虎杖治疗，近期疗效颇佳，虎杖具有平衡周围血象，调节白细胞升降的功效。这些经验，还有待药理证实，期待将经验升华到理论高度，为寻找抗白血病有效药物提供线索。

（三）血小板减少症

1. 辨证分型

急性型。起病急，高热，皮肤黏膜及内脏广泛出血，伴有畏冷、头痛、恶心、呕吐等全身症状，皮肤紫癜大小不一，躯干及四肢前侧皮肤为好发部位，病人可在数日内因严重出血而死亡。中医名曰"斑毒""葡萄疫""丹疹"，认为多由营血热毒或胃热灼络，迫血妄行所致，多属热证、实证。急性期不及时治疗亦可转为慢性疾病。

慢性型。较常见，以成年女性居多，临床症状不显著，只可见少数瘀点，或月经过多。呈持续性或反复性发作，病程发展缓慢。亦有转为急性型者，多为脾虚不能统血，气虚不能摄血，以致血不循经溢于络外。亦有肾虚火旺，扰乱营血而使其离经妄行者。

2. 辨证施治

急性型，血热妄行。多见于外感，属病之初期，发病急，高热，斑色紫赤成片，有全身出血症状，烦躁，便秘，脉数，舌红绛。热毒郁于营血，蕴蒸络脉，外溢皮肤，故出现紫癜。热邪迫血妄行则出现鼻衄、牙宣、尿血、便血；热扰心神故烦躁；邪热内盛，耗伤津液故尿色深、便结。治应清热解毒，凉血止血。药用：广犀角粉（吞服）、鲜生地、丹皮、赤芍、带心连翘、大青叶、紫珠草、生地榆、土大黄、升麻。加减：热甚加石膏，便秘加大黄，加强止血加景天三七、苎麻根、竹节三七。成药可选用紫雪丹，颅内出血、头痛、目糊、神昏可与羚羊角粉同用。

慢性型，阴虚火旺。属内伤，为病之中期，症见紫癜，色紫红，下肢为多，头昏，低热，心烦，潮热，盗汗，手足心热，齿衄，鼻衄，月经过多，舌红绛，脉细数。邪热久郁，必耗阴液，阴虚阳扰，灼伤络脉，迫血妄行，治当滋阴降火，凉血散血。药用：生地、熟地、龟板、知母、黄柏、茜草、地骨皮、丹皮、阿胶、女贞子、旱莲草、银柴胡、升麻，热甚加石斛、紫草、带心连翘、白茅根。

慢性型，脾虚气弱。属内伤范畴，为病之后期，此间紫癜时发时愈，稍劳尤甚，面色萎黄，头昏，神乏，气短，纳呆，便血，月经多，舌淡，脉缓。心主血脉，脾主生化，心脾亏损，气血不足，故面色不华，唇甲不荣；血虚不能养心，故心悸，动则气短心跳；脾虚则神萎纳呆；脾虚不能统血，血溢于肌肤之间而发斑，阳络伤、血上溢则齿衄、鼻衄，阴络伤、血下溢则便血、月经过多。治当补益脾气，引血归脾。药用：党参、黄芪、白术、茯苓、当归、龙眼、熟地、白芍、炙甘草、枣仁、升麻。加减：病甚可加人参（别直参）以防血脱，出血甚者可酌加炮姜、牛角䚡、白及。

急慢性病型多有瘀滞窍络，血行障碍，血不归经，反复出血，以活血化瘀治之愈者亦复不少，可加用化瘀药物如生蒲黄、参三七、赤芍、大黄、桃仁等。

在辨证论治基础上，可酌加以下二组药物，往往有事半功倍之效。

（1）升麻、熟地、阿胶、红枣、当归。

（2）红枣、连翘。

临床运用尚称满意，往往 5~10 帖即效，出血严重者加生槐花。

（四）粒细胞减少症

1. 病因病机

感染性。伤寒、副伤寒、布鲁氏菌等细菌感染时常可见粒细胞减少，阴性杆菌及葡萄球菌严重感染时，亦可使中性粒细胞减少。大多数病毒及某些细菌感染如黑热病、疟疾以及严重结核病，均常有中性粒细胞减少。

放射性。可由一次大量照射，或多次少量照射后引致。前者为急性，后者为慢性。

药物性。随着化学疗法的发展，药物所致的中性粒细胞减少症日益增多。

此外，临床上有许多疾病可伴有中性粒细胞减少，如再生障碍性贫血、急性白血病、恶性网状细胞瘤、营养性巨幼红细胞性贫血等。迁延性肝炎也常有粒细胞减少的倾向。

急性者乃正虚邪实，慢性者则以虚为主。本病之源在于肾，如肾精亏耗，则生髓不足，肾阳不足以温煦脾土，气血生化无权，易招外邪，故中医治慢性病人应区别气虚或血虚。治急性病人，急则治其标，一般当按"时毒""邪毒"处理。

2. 分期论治

粒细胞减少症的治疗原则是：针对病因处理，防止感染，适当使用提升白细胞的药物。慢性病人，应注意营养，加强体育锻炼。

急性期。邪毒灼盛，高热，口腔、咽喉溃疡，口臭，舌质红，苔黄腻，脉弦数，治当清热解毒。药用：升麻、黄连、黄芩、连翘、玄参、板蓝根、桔梗、牛蒡子、甘草、鲜生地、石膏、金银花。可选用人参白虎汤、竹叶石膏汤加减，用西洋参、霍山石斛有利于改善临床症状。局部溃疡可用锡类散、珠黄散。

慢性期。区别气虚或血虚用药。气血两虚者可选用升麻、黄芪、白术、甘草、当归、鸡血藤、熟地、红枣、陈皮、枸杞子、紫河车、灵芝、虎杖。脾肾两虚者用附片、肉桂、熟地、山药、白术、益智仁、鹿角、升麻、补骨脂、鸡血藤、茴香。阴虚者以大补阴丸、归芍地黄汤为主，可以重用龟板、鳖甲。

（五）真性红细胞增多症

本症目前病因不清，有报道称其起源于造血干细胞的克隆性骨髓增生。其特点：起病隐匿，初起有乏力，头痛等表现，面红如荼，四肢紫斑累累，头痛且昏冒，目赤心烦，时有齿衄，血色紫红，质黏厚，口干不欲饮，便秘，腹部常有癥瘕，症状与血容量及血液黏滞性增加有关。血压多高，血中红细胞计数、血红蛋白及红细胞比容升高，白细胞、血小板计数增高，骨髓中红细胞、粒细胞及巨核细胞系列均明显增生。本病病机为肝阳与热毒侵淫于营分，血热炽盛，此乃"血实""血积"之证，每取化瘀解毒、泄肝清营之品如生石决明、鲜生地、当归、丹参、生大黄、川连、桃仁、赤芍、三棱、莪术、白茅根、雄黄，待肝阳平抑、热毒渐退、营血煎炼之象初挫后，改用雄黄、三棱、莪术作丸，其对血象持续稳定有较好的效果。用水蛭粉吞服，亦有近期疗效，且能防止血栓形成和骨髓纤维化。本病目前尚无彻底治疗方法，有以静脉放血治疗及化疗者，效果均不理想，采用活血化瘀参合清肝泄毒，不失为一种有效方法。

第八讲 经方辨治急难重证举隅

《伤寒论》《金匮要略》内诸方组成严谨，配伍精当，辨证而施，功效卓著。我临床以经方治疗急难重证，屡起沉疴。

一、十枣汤治渗出性胸膜炎

《金匮要略·痰饮咳嗽病脉证并治》曰："饮后水流在胁下，咳唾引痛，谓之悬饮。"渗出性胸膜炎所见的咳嗽、胸胁痛、短气等，当属"悬饮"范畴。水停胁间，吐之不去，汗之不消，惟有泻下逐水治之，故张仲景有"病悬饮者，十枣汤主之"之说。十枣汤中甘遂善行经隧水湿，大戟善泄脏腑痰浊，芫花善攻胸胁癖饮，三药性皆峻烈，逐水而又各执所长，合而用之，攻逐经隧、脏腑、胸胁积水之力甚著，因恐伤正气，故取大枣甘缓护胃。临床用时可改汤为丸，取"治之以峻，行之以缓"之意。若为痰热互结，恶寒发热，咳嗽痰黄，胸胁刺痛者，则配以黄芩、瓜蒌仁、桔梗、杏仁、葶苈子以清化痰热；痰饮聚肺，咳嗽气短，胸胁满痛者，则佐以茯苓、桂枝、橘络、半夏、白芥子温阳蠲饮；病久阴虚，低热缠绵者，则加银柴胡、鳖甲、白薇、青蒿、地骨皮以育阴泄热。

王某，男，40岁。始而发热恶寒，咳嗽气促，胸胁胀痛，继而神昏谵语，手足躁动。超声波检查示：右侧包裹性胸膜炎。经投白虎汤合牛黄至宝丹后，神昏谵语见退，但胸痛剧烈，难以忍受，舌红苔白腻，脉滑数。证属痰饮留滞胁下，遂投十枣丸，每日1g，冷开水送服，两天后痛减，一周后胸腔积液明显吸收，继用中药调治两周而愈。

二、风引汤治疗脑出血

风引汤为《金匮要略·中风历节病脉证并治》篇之附方，又名紫石汤，以"除热瘫痫"为主治。瘫既以热名，则明其病因热而得，故临床习用此方治疗火亢血逆之脑出血，颇有效验。风引汤取牡蛎、龙骨、赤石脂、白石脂、紫石英等大队石类药镇潜以制肝阳之暴逆；辅以石膏、寒水石、滑石咸寒以泻风化之火；大黄苦寒直折，釜底抽薪，使逆上之血下行；反佐干姜、桂枝之温，以防诸石寒凝之弊；使以甘草调和诸药。诸药相配，共奏清热泻火、熄风摄阳、引血下降之功。病初内风动跃，气血逆乱，当避桂枝、干姜、赤石脂之辛温固涩，迄病情渐趋平稳，则可投桂枝疏通经隧，助肢体活动恢复。

陈某，男，62岁。突然昏厥，经抢救苏醒后，右侧肢体不利，头额两颞胀痛，面色潮红，溲赤便燥，舌红苔黄腻，脉弦数，诊断为脑出血。证属水亏木旺，气血错乱，痰火上逆，蒙蔽心窍。急投风引汤加减：寒水石30g，生龙骨、牡蛎各30g，石膏30g，生大黄6g，丹参15g，石菖蒲15g，生蒲黄（包煎）15g，赤芍、白芍各15g，陈胆南星6g，通天草9g。7剂后便通颇畅，头痛即止，上方出入一个月余，右侧肢体渐复，其他诸症遂平。

三、麻黄附子细辛汤治慢性肺心病

《伤寒论》谓："少阴病，始得之，反发热，脉沉者，麻黄附子细辛汤主之。"此方原治少阴感寒证，取麻黄发汗解表，附子温里补阳，细辛温经散寒，三者组方，补散兼施，虽微发汗，但无损阳气，故历代医家称其为散寒温阳之神剂。慢性肺心病多属本虚标实之证，由于咳喘日久，肺病及肾，正气不固，屡招寒袭，形成肺蕴寒饮，肾虚不纳的病理状态。治疗当宣肺散寒，补肾温阳。方选麻黄附子细辛汤最为合拍。方中麻黄虽治咳喘，但作用在肺，其效甚暂，必与附子相配，肺肾同治，内外协调，方可使风寒散而阳自归，精得藏而阴不扰。细辛入肺、肾两经，功能温肺定喘，用量宜4.5～9g，方能起效，其虽辛散有余，但合以附子，则可泻肺纳肾，攻补兼顾。临床本方常与小青龙汤、三子养亲汤、苓桂术甘汤同用，有相得益彰之功。

陆某，男，70岁。慢性肺心病有年，近期发作，咳喘气促，不能平卧，咳痰白沫，盈盆盈碗，脸浮唇紫，胸闷心悸，手足青紫且冷，经小青龙汤合三子养亲汤出入治疗，症状时有进退，舌淡而紫，苔薄白，脉沉细无力。证属太阳少阴合病，亟当肺肾同治，攻补兼施。麻黄附子细辛汤加味治之，药用：熟附子9g，炙麻黄6g，细辛4.5g，干姜4.5g，法半夏9g，五味子6g，桂枝6g，白芍9g，苏子9g，葶苈子6g，炙甘草3g。3剂后白痰顿减，咳喘随平，继用半月，诸症渐失。

四、附子汤治冠心病

附子汤为治疗少阴寒化之剂，《伤寒论》谓："少阴病，身体痛，手足寒，骨节痛，脉沉者，附子汤主之。"提示此方适宜于各种虚寒性疼痛。方以附子温阳散寒，人参、白术、茯苓甘温益气，芍药和营活血，诸药合用，共奏温经散寒，益气活血之功。冠心病心绞痛及心肌梗死等引起的胸痛，多伴有痛势彻背，神萎乏力，汗时自出，舌淡质紫，脉沉弱等，其实质多属阳虚阴凝。阳虚为本，阴凝为标，立法用药当以温阳为主，解凝为辅，故每以附子汤加减投之。胸闷心悸者，加丹参、葛根；胸痛剧烈者，加参三七、血竭；唇青舌紫者，加莪术、水蛭等。

吴某，女，65岁。患冠心病心绞痛10余年，近日频发，症见胸闷心痛，痛势彻背，气促心悸，神疲畏寒，动则汗出，大便溏而不畅，舌紫苔薄，脉沉细，迭进活血、祛痰之剂，病情仍反复不已。证属阳虚阴凝，血瘀心脉。方用附子汤加味：熟附子12g，党参9g，白术9g，茯苓9g，葛根9g，丹参15g，赤芍15g，炙甘草3g，参三七、血竭粉（吞服）各1.5g。服药一周，胸闷已除，疼痛亦平，继服3个月而停药，疗效巩固。

五、通脉四逆汤治病态窦房结综合征

通脉四逆汤为治疗少阴虚寒重证的方剂，方中干姜较四逆汤中所用量增加一倍，附子也选大者，温阳散寒力宏，配以甘草甘缓益气，药简力专，诚为回阳通脉之良方。《伤寒论》谓："少阴病，下利清谷，里寒外热，手足厥逆，脉微欲绝，身反不恶寒，其人面色赤，或腹痛，或干呕，或咽痛，或利止脉不出者，通脉四逆汤主之。"并指出药后若"其脉即出者愈"，

表明此方对脉微欲绝或脉不出者有良效，故仲景以通脉名之。病态窦房结综合征所表现的脉象如沉、迟、涩、结、代等当属通脉四逆汤证，病机则为阳气衰惫，寒凝血脉，立法务必峻补阳气，逐寒通脉，方用通脉四逆汤大辛大热之剂，意在离照当空，阴霾自去，则脉复出。如神疲短气者，加党参、黄芪以补气；舌红口干者，加麦冬、五味子以养阴；胸闷不舒者，加石菖蒲、郁金以开郁。

傅某，女，52 岁。胸闷心悸多年，多次发生昏厥，经心功能检查确诊为病态窦房结综合征。病人面色萎黄，胸闷作痛，神疲乏力，四肢发冷，口干少寐，心率 40 次/分，舌胖苔薄白而干，脉沉迟时见结代。此乃心阳不振，心阴亦衰，阳虚阴凝，心脉失畅，宜助阳配阴，祛寒通脉，药用：淡附片（先煎）9g，桂枝 9g，麦冬 9g，黄芪 15g，党参 15g，生地 15g，干姜 6g，五味子 6g，石菖蒲 6g，青葱 5g，炙甘草 3g。服药半月，胸闷作痛得减，脉沉迟见起，结代脉消失，心率维持在 54～64 次/分，昏厥也未再发作。

六、抵当汤治肺心脑病

肺心病、肺心脑病，一般多责肺肾之虚，痰涎之盛，或兼郁热，或由水泛，而少有从瘀论治者。实际上慢性肺心病除具有咳喘、咳痰等痰浊蕴肺症状外，往往伴有不同程度的面色晦滞，甚至黧黑，唇甲发绀，颈静脉怒张，肝大压痛，舌质淡紫或黯红，或瘀斑，舌下静脉青紫、粗大屈曲，脉象迟、涩、促、数等瘀血指征。肺心脑病乃肺心病之危象，病及肺、心、脑等重要脏器，肺主气而心主血，脑为元神之府，至高至上，乃清灵之地，纯者灵而杂者钝。若气滞使津成痰，血凝致瘀，痰瘀交阻于肺，蒙蔽于心，交杂于脑，以致肺失宣降而喘促，神明失主而妄言，脑府失灵而昏迷，种种危象，总因痰瘀，治疗亟当逐瘀、涤痰，以合"必伏其所主，而先其所因"之旨，临床每取抵当汤合葶苈大枣泻肺汤同用，或加水蛭、苏木以活血；海浮石、半夏以祛痰；石菖蒲、远志以宣窍醒神。

张某，男，60岁。慢性支气管炎、肺气肿病史十余年，每因气候交变时发作。近两周因受凉而病情加剧，咳喘，胸闷，夜间不能平卧，下肢浮肿，病人呼吸喘急，口唇发绀，神志尚清，精神萎靡，至傍晚则出现嗜睡，呼之尚能睁眼，小便失禁，颈静脉怒张，球结膜水肿，两下肺闻及干湿啰音。诊断为肺性脑病，属中医"肺胀"危候。急予吸氧，并以中西药及输液等措施抢救，但病情未能好转。病人神昏迷糊，烦躁不安，语无伦次，颜面浮肿，舌质红绛无苔，脉细滑。证属痰瘀交阻，蒙蔽心脑，肺失清肃，宣降无权，郁久化热，暗耗阴液，亟当化瘀泄热，宣窍豁痰。方用抵当汤合葶苈大枣泻肺汤加减：水蛭3g，大黄9g，葶苈子30g，大枣7枚，半夏30g，石菖蒲30g，海浮石30g，苏木4.5g，降香2.4g，枳实9g。进服1剂，当日大便畅解量多，至次日神志清醒，应对清晰，精神略振，咳喘稍平，口干欲饮，纳食思进，小溲畅利，颜面浮肿消减，球结膜水肿消退。方药颇合病机，2剂后，病势已衰，乃改以小其制而进，前方减葶苈子为15g，大黄为6g，再进3剂，诸证悉平。乃改以健脾宣肺、养阴化痰之剂善后。

第九讲　疑难杂症诊治体会及方论

疑难杂症，内、外、妇、儿各科均有，我临床习从气血论治，颇有心得，兹介绍于下，供同道参考。

一、疑难杂症诊治举隅

（一）面色黧黑

面色黧黑见于黄褐斑以及艾迪生病、皮肤黑变病等疾病，以颜面部或周身皮肤出现黄褐、青紫，甚则灰黑色为主要表现。黑色从肾，大凡医家多从肾论治，我认为面色黧黑与血瘀相关，治疗每从气血论治而获良效。

人生之贵莫过于气血，气血充盈，畅流上潮，则面色红润有神；气血虚馁，无余上承，则面色萎黄少润。瘀血为污秽之血，其色紫黑，若蓄于颜面，则面色黧黑不泽，故《灵枢·经脉》谓："血不流则色不泽，故其面黑如漆柴者。"《难经·二十四难》谓："脉不通则血不流，血不流则色泽去，故面黑如黧，此血先死。"《诸病源候论》亦谓："五脏六腑十二经血，皆上于面，夫血之行，俱荣表里，人或痰饮渍脏，或腠理受风，致气血不和，或涩或浊，不能荣于皮肤，故变生黑。"上述医论均明确指出瘀血是形成面色黧黑的主要原因，所以面色黧黑病位不在肾，而在心、肝二经。心主血脉，其华在面，肝藏血，主疏泄，心肝功能协调得宜，气机升降有序，血脉条畅，气血上荣于头，则面润色红；若反复感邪，或情志违和，或体弱正虚，气机疏泄失常，血脉流通失和，气滞血瘀，映于面部，则面黑如尘。临床所见，面色黧黑的病人多伴有巩膜瘀斑、舌紫、脉涩或弦等瘀血体征。

我治面色黧黑，主张以疏肝气、通心脉为治疗大法，习用血府逐瘀汤化裁投之，取四逆散疏肝理气以通气滞，桃红四物汤通心脉以化血瘀，头为诸阳之会，惟风可到，故每于方中加桑叶、桑白皮轻清上浮，引药上行，以获事半功倍之效。

徐某，女，32 岁。面色出现黧黑 10 余载，并逐渐加重，始见于面颊，继之巩膜、眼睑、齿龈、口唇、手指皮肤均呈紫黑色，经检查确诊为里尔黑变病，屡治无效。病人面色如墨，心烦易怒，经来血块累累，舌边紫斑，苔薄黄，脉弦。此为瘀血潜滞肌肤，亟当理气活血。药用：柴胡 6g，枳壳 4.5g，桔梗 4.5g，川芎 9g，赤芍 9g，牛膝 9g，红花 9g，桃仁 9g，生地 12g，当归 9g，泽兰 9g，生甘草 3g。服药半月，上肢皮肤色素沉着见减，但面黑如故。原方桔梗加至 9g，再加桑叶、桑白皮各 9g，连续服药 1 个月，脸部黧黑日趋明朗，唇龈色素亦退，仅舌边尚有紫斑，停药随访半年，疗效巩固。

（二）耳聋

耳为清空之窍，清阳交会流行之所，感受六淫之邪，或气虚、肾亏者，皆能失聪。耳为肾窍，肝、胆二经皆络于耳，故历来耳聋或从肾论治，或从肝胆论治。我据"南方赤色，入通于心，开窍于耳"，以及刘河间所谓"耳聋治肺"之说，从气血论治耳聋，效果满意。

肺主声，耳乃所以闻声音者，故耳亦为肺窍。肺又主气，心主血，气血上行，荣养诸窍，则两耳聪明；反之，心肺失常，气血失和，则耳鸣、耳聋丛发。耳聋辨治，首分虚实：暴病者多实，久病者多虚；少壮热盛者多实，年老体衰者多虚。实证为耳窍通脑之路为邪所阻，气血闭塞不通，治当行气活血，通之则聪。我临证习用《医林改错》之通气散，方用：柴胡30g，香附30g，川芎15g，共研细末，和匀，早晚开水冲服9g。取柴胡升阳达郁，香附理气开结，川芎活血祛瘀，三药合用，行气宣郁，活血通窍，俾郁开而窍通，窍通而聋已。若气郁血瘀甚者，则与通窍活血汤同用，疗效更佳。虚证则为脑气与耳窍之气不接，气血无法上灌，治宜补气活血，通补相兼。常取补中益气汤加川芎、葛根、路路通等活血通窍之品主之，方中黄芪、党参、白术、陈皮、甘草健脾补气以生精；升麻、柴胡升举清阳；当归、川芎、葛根、路路通行血化瘀，诸药同用，使气血上养空窍，则耳聋可愈。

（三）喉痹

喉痹相当于慢性咽炎、声带小结或息肉、咽部淀粉样变性等疾病，以咽部微痛微痒，或似有异物阻于咽喉，声音嘶哑等为主要表现，医家多从风燥痰热或阴虚火旺论治，我则习以气血为纲辨治喉痹，颇有效验。

1. 阳虚喉痹

足少阴肾脉循喉咙，挟舌本，若外感热病或急乳蛾治不如法，过用寒凉滋腻之品，戕阳伐气，邪入少阴，以致火虚于下，寒凝其中，格阳而上，无根之火内灼咽喉，症见咽喉微痛，或感肿胀，或似虫爬，咽部黏膜淡红、肥厚呈水肿样，伴有畏寒肢冷，神疲乏力，痰多色白，舌胖苔白，脉沉弱或弦紧等，治疗当宗"甚者从之，从者反治"之义，投以辛温。《伤寒论》谓："少阴病，咽中痛，半夏散及汤主之。"半夏散甘辛合用而辛胜于甘，其气又温，不仅能解客寒之气，还可复已弱之阳气。《神农本草经》谓半夏主咽喉肿痛，桂枝治结气喉痹，甘草解金疮肿毒，足见此方对喉痹极为适宜，临床每加大黄反佐之，大黄能使热药不至被浮阳格拒，因势利导，直捣病处，有相得益彰之功。

徐某，男，36岁。患咽喉疼痛半月，始按风燥论治，病势更甚，且觉有冷气上泛，诊其两脉沉细，舌苔白润，察咽喉痛处，其色淡红。脉证相参，显系阳虚寒伏之喉痹，乃投附子、酒炒大黄各4.5g，肉桂1.5g，甘草3g，姜半夏9g。药后大便畅行，咽痛随止。

2. 瘀血喉痹

咽喉素有关隘之称，饮食气息行其中，五脏六腑经脉循于壁，故咽喉不仅是饮食、呼吸之要道，而且是气血循行之境地，如六淫闭伏，七情不遂，日久不解，均可导致气郁化火，气滞血瘀，瘀热上熏咽喉，症见咽喉刺痛，或感灼热，或觉堵塞，咽部黏膜深红，或有瘀斑，伴有口干不欲饮，嗳气难出，烦躁易怒，舌紫苔黄，脉弦数或细涩等。立法当按"久病必有瘀"之说，治以活血祛瘀。方用血府逐瘀汤。此方由桃红四物汤合四逆散而成，不仅善行血分之瘀积，解气分之郁滞，而且内含甘桔汤，功能利咽止痛，用于瘀血喉痹，最为合拍。若合并声带闭合不全，则加升麻以升提开喉，往往可收事半功倍之效。

丁某，男，42 岁。患咽喉灼痛半载，用各种抗生素及养阴润燥、清热降火、宣肺化痰等法，均不见效，且症状加剧，舌紫苔黄，脉弦细，咽部黏膜暗红色，有片状瘀斑。证属风燥痰热失宣，营血受灼，久之化瘀潜络。药用：桔梗、赤芍、桃仁、红花各 9g，甘草 3g，牛膝、柴胡各 4.5g，川芎 4.5g，当归、枳壳各 6g，生地 12g。4 剂后痛去大半，续服 5 剂，病即痊愈。

3. 痰瘀喉痹

足厥阴肝经循行喉咙，环口唇，若郁怒伤肝，肝失条达，气滞血瘀，肝郁犯脾，痰湿内生，可致痰湿与瘀互结，循肝经上结声户，症见咽喉似有物阻，梗塞不舒，或胀痛不已，入夜尤甚，局部水肿、肥厚或结节，伴有痰多，胸闷作痛，胃纳不馨，舌暗苔白滑，脉滑而弦等。治疗当从"疏其血气，令其条达，而致和平"之旨，行气以化痰，活血以祛瘀，方用导痰汤合四物汤出入。血瘀化热加白薇、丹皮；声哑加蝉蜕、诃子；结节或肿块则佐以海藻、昆布、牡蛎、僵蚕等。

刘某，男，57 岁。咽喉部灼热作痛、发音嘶哑半年，经检查诊断为咽部淀粉样变性，用激素、抗生素等治疗无效。病人咽痛声哑，口干喜饮，痰多色白，大便维艰，脉细弦小数，舌紫苔薄白。此属痰瘀胶结不化，治宜祛瘀化痰、软坚散结。药用：半夏、海藻、昆布、丹皮各 9g，白薇、天花粉、诃子各 12g，陈皮、蝉蜕各 6g，赤芍 15g，生牡蛎 30g。上方出入半年，查咽部肿块缩小，但症状仍有反复，原方加入清热活血之药：黄连 3g，水红花子、桃仁、僵蚕各 9g，紫草 12g。又服 3 个月，症状次第消失，复查咽部呈高低不平如橘皮样改变，肿块已不明显。

（四）痛经不孕

女子以血为本，血液枯耗，能导致冲脉失盈，任脉失养，影响摄精受孕，而血行瘀滞，尤能滞涩气机，阻塞胞脉，致使难以受精成胎。凡治不孕，必先调经，而不孕兼有经前腹痛者，则首当辨治痛经。

痛经病因多异，一般而言，刺痛为瘀，绞痛为寒，疼痛绵绵属虚，腹痛灼灼属热，痛而兼坠为气虚，时痛时止为气滞。我认为痛经为血病，主张"血病以行气为先""血病以热药为佐"，执简驭繁，将痛经不孕分为气滞血瘀、寒浊凝滞二型辨治，收效显著。

1. 气滞血瘀，治宜解郁化瘀

女子以肝为先天，易于怫郁，郁则气滞，血亦凝泣，继而波及五脏六腑之气血，造成寒热虚实的不同病理。经行腹痛虽表现不一，但其大旨总不出乎肝郁气滞，甚则气滞而血瘀，其表现多见经前或经期小腹坠胀作痛、拒按，经量少而不畅，色紫夹有血块，血块排出后痛势顿减，或有胸胁胀痛，舌质紫暗，或有瘀点，脉沉弦，或沉涩。治疗宜用解郁化瘀法，我临证习用血府逐瘀汤出入，以理气解郁、活血止痛；若肝郁甚者，每配合以逍遥丸；血瘀明显者，则加泽兰、益母草之属，常可获得肝疏心恬，自然欢合之效。

2. 寒浊凝滞，主以温暖胞宫

女子临经之际，涉雨受凉，或贪饮凉物，最易导致寒浊侵入胞宫，经水之道随之闭塞不通，症见经前或经行时小腹拧痛或抽痛，喜暖恶凉，按之痛甚，经量少，色暗红或紫有块，四肢不温，胁肋掣痛，舌质紫，苔白润或腻，脉沉紧。治此须用辛温之品，以祛寒化浊，温暖胞宫，俾胞宫寒浊得以温化，经水得以通畅。我临床常用少腹逐瘀汤、化瘀赞育汤（血府逐瘀汤加紫石英、蛇床子等）化裁，祛寒暖宫，促其受孕。

刘某，女，30岁。病人早婚，婚后即患痛经，周期紊乱，经来色紫，有血块，婚后5年未育。经检查男女双方均无器质性病变，病人脸色苍黑有瘀斑，性情乖违，手心灼热，胸胁刺痛，口干失眠，舌紫苔薄，脉沉弦。证属肝郁血瘀，寒凝胞宫。治以日服1剂血府逐瘀汤，月经来前连服5剂少腹逐瘀汤。治疗3个月后，月经周期正常，腹痛消失。遂停服血府逐瘀汤，改为每月经前服少腹逐瘀汤5剂，半年后即孕，顺产一男婴。

（五）小儿夜啼

世传小儿无七情之变，未尽然也。小儿夜啼，传统辨证责之心肝有热，投以导赤散或泻青丸，亦有寒盛腹痛而致者，投温寒止痛之理中、良附辈，然则往往不能取效。考《医林改错》中有关夜卧不安，有四则可参。①夜睡梦多是血瘀，此方（血府逐瘀汤，后几条"此方"亦指本方，不另注）一二剂痊愈，外无良方。②夜不能睡用安神养血治之不效者，此方若神。③何得白日不啼，夜啼者，血瘀也，此方一二剂痊愈。④夜不安者将卧则起，坐未稳又欲睡，一夜无宁刻，重者满床乱滚，此血府有瘀，此方服十余剂可除根。

夫小儿入夜惊啼症，除此而外，或有发热，或有汗濡衣，或无汗身热，面青若紫，手足蠕动，是白天见非常之物，听非常之响，或失足落空，跌仆闪挫，归纳之为客忤所起。大凡睡卧不宁者，魂不安之故，魂为阳，夜则魂藏而不用，魂不能藏，所以不宁；寐必恍惚，魄亦不安，魄为阴，古人之谓邪气乘于心，惊气袭于肝，神气怯弱者，尤能乖乱气血。稽血府逐瘀汤，以川芎、赤芍、桃仁、红花为化瘀之核心；柴胡疏畅肝气，为化瘀之辅；当归、生地养血活血，可矫化瘀之偏；另以桔梗引上，枳壳调中，牛膝导下，使药力遍达三焦；使以甘草和胃协理其间，化瘀以解惊气之结，活血以畅气机之聚，丝丝入扣，故常在一二剂即能取胜。

西医学认为，第一信号指具体的光、声、嗅、味、触等刺激，直接作用于眼、耳、鼻、舌等感受器官，如刺激超越常度则能引起大脑皮质功能之紊乱，西医多采取安慰剂治疗，但疗效平平。恒以血府逐瘀汤为平衡气血之手笔，调整阴阳，协调五脏不和之象，对神经、精神科疾患，投之皆有效验。其对小儿夜啼之所以有效，亦缘于此。历年以此法治愈小儿夜啼症者甚众，收效亦捷，可药到病除，临床一得，堪足介绍。

（六）蛇串疮

华某，男，68岁。患带状疱疹3年，局部红势已退，惟胸胁皮肤疼痛不已，胜似火燎，于1995年7月21日来门诊求治，诊时患处疼痛如灼，不能触摸，大便干结不畅，苔薄腻，脉弦数。诸痛疮疡，皆属于心，而胸胁为肝胆之分野，当以清心泻肝、凉血败毒立法。方拟生地、水牛角、丹皮、赤芍、白芍、紫草、胡黄连、蚤休、连翘心、生甘草、当归、绿豆衣等，服14剂。二诊时诉药后大便畅利，痛势顿挫，但未几又作，局部灼热依旧，于前方中加龙胆草以泻火泄热，生蒲黄以化瘀疏络，又14剂，灼热减而痛又作，火热大势已退，此乃久痛络道瘀阻，营气亏虚，余邪难得骤解，还当扶正养血。即疏黄芪、白术、防风、当归、芍药、甘草、丹皮、黑山栀、薄荷、丹参、生蒲黄、五灵脂、珠黄散等出入为方。21帖后热痛均消，脉气和缓，舌苔净化，精神爽朗，3年之顽痛一旦清除，竟有云开日出之感。

带状疱疹，古称缠腰蛇丹，其发病原因尚不清楚，一般认为当为某些因素使潜伏于神经细胞内的感染病毒激活并复制，即在皮损的相应区域内出现疼痛。西医多采用对症治疗，如使用阿司匹林、干扰素、转移因子等药物，预后多数良好，但留有后遗神经痛，治疗颇为棘手，如本案曾经使用镇痛药、镇静催眠药，甚至麻醉药，效果均不佳，延及3年，已成痼疾。我区分带状疱疹的原则，认为凡干焦而周围红晕焮赤，其色妖痒者，必是心、肝二经火毒相攻，治当清热败毒，如清热不彻，败毒不尽，皮损虽愈，必后遗疼痛；另外一种多属风毒夹湿，皮起风粟，作痒作痛，疱浆饱满，破溃流滋，不可过用风药，宜利湿败毒。一般本病皮损与疼痛相隔未几而愈，若疼痛历时久远，必当分辨虚实投药。

（七）斑秃

斑秃，中医名为"油风"。油者，毛发脱落部皮色光亮如涂油然；风乃点明病因病机，毛孔开张，邪风乘机袭人，以致风盛血燥，不能荣养毛发，或干焦成片，或纷纷脱落，或痒如虫行。

本病起病突然，合"风者善行而数变"的特点，皮肤油光，发脱成片，甚至累及眉、须、腋毛，风淫有肃杀之气，如秋冬树叶之凋零，肤痒如虫蠕蠕然，乃血虚风动之象，凡痒处多有即将暴落之势，一如枯叶风吹则瑟瑟飘落。究其病根，属血虚腠理失密，风邪客乘，加之心肾不交，肝失条达，即所谓精神过度紧张或受刺激者，风气内动，血少滋荣，发失所养，在短时间内形成斑驳光秃，与其他脱发病机不同，俗称"鬼剃头"。对于此病，我临床习用滋育肝肾、养血祛风之法。内服神应养真丹（《外科正宗》方），以熟地、当归、川芎、白芍养血和营，以"发为血之余"，血足自能生发护发；菟丝子补肾益精，以"肾之华在发"，精充则生发有源；佐以羌活、木瓜、天麻祛风止痒，诸药协调，共奏谐音。此方尤其重用天麻，天麻旧有赤箭之称，无风而独摇，有风能定风，得金气最足，风盛者可抑，风弱者可益，得刚柔造化之性，现代药理研究证实其有促进毛发生长的作用。

辅以外洗香艾汤其效益显，方用：川藁本 9g，白芷 9g，艾叶 9g，藿香 9g，荆芥 9g，甘松 9g，防风 9g，川芎 9g。水 300ml，煎煮 20 分钟，淋洗之，日 2 次，每剂可用 2 天。实验揭示本方具有抗菌、抗过敏及类激素样作用。以内治其本，外洗治标的方法治疗斑秃 22 例、全秃 1 例，均收到满意效果。

（八）狐惑

狐惑首载于《金匮要略》，即蚀于喉为惑，蚀于阴为狐之谓，与白塞综合征相似。我认为，本病初起多由感受热毒邪气，或湿邪内侵，郁久化火，日久不解而兼挟血瘀；中晚期又因汗、吐、下太过或苦寒过剂，以致亡津伤阴，阴虚火炎，或中阳受损，脾虚聚湿。湿、热、火、毒、瘀诸邪上攻口、眼，下注二阴，外犯肌肤，内侵脏腑，伤及肝、脾、肾众脏。早期一般多为实证，中晚期则为本虚标实，正虚邪恋。根据其病程和病机可分为三型论治。

1. 热炽致毒，法当清热解毒

狐惑多因热毒为患，热邪弥漫，郁久成毒，热毒熏蒸，伤及诸脏，内扰心神则发热绵绵，默默欲眠，卧起不安，甚则神情恍惚；壅于脾胃则厌食恶心，漾漾欲呕；毒火循经，上攻肺系、下注外阴而发为口腔、咽喉、外阴溃疡等。此证属热毒之邪由表入里，由气入血，气血两燔，亟当泻火解毒，临证习用新加黄芩黄连汤。

处方：黄芩9g，黄连3g，生石膏30g，知母9g，赤芍9g，银花18g，鲜生地30g，苦参9g，升麻6g，甘草4.5g，赤小豆15g，木通4.5g，金雀根30g，徐长卿30g。

方解：新加黄芩黄连汤以芩、连、银花、升麻、甘草清热解毒为君；臣以生地、赤芍、木通以清心凉血；石膏、知母以清泄肺热；苦参、赤小豆清泄脾湿；佐使以治狐惑的特效药金雀根、徐长卿。诸药合用，共奏清热解毒、凉血渗湿之功。

2. 瘀热互结，治宜清热化瘀

热邪犯体，煎熬血液，或热迫血动，而溢出脉外，均可致瘀。狐惑病人若见巩膜瘀丝，肢体肿胀疼痛，肌肤甲错和色素沉着，局部溃烂脓肿等瘀血征象，检测血液流变学和甲皱微循环亦见异常者，当从气血失衡、血瘀内阻立法，治此每投以清热活血法，调其血气，令其条达，而致和平，方用红紫解毒汤。

处方：水红花子30g，紫草9g，丹皮9g，赤芍9g，生鳖甲（先煎）15g，丹参15g，黄柏9g，生槐花9g，生薏苡仁30g，水蛭粉（吞服）1.5g，制大黄9g，水牛角（先煎）30g，川牛膝 9g。

方解：红紫解毒汤以水红花子活血祛瘀，紫草凉血解毒为君，以奏活血解毒之效；辅以水牛角、赤芍、丹皮，乃取犀角地黄汤之意，以增解毒之功；配以水蛭、鳖甲、丹参、制大黄、生槐花，以助活血之力；佐使黄柏、薏苡仁、牛膝兼祛湿热之毒。全方融活血、解毒、清热、祛湿于一炉，用于狐惑湿、热、瘀、毒互结不化者，最为合拍。

3. 湿淫火炽，治以清热祛湿

狐惑因湿热内蕴，不能宣泄，上攻于目，则目赤如鸠眼；下注二阴，则溃烂肿痛；内淫肌肤，则斑疹迭发。湿被热蒸，热为湿遏，既不能辛温以助热，又不可苦寒以助湿，唯有以辛开苦降法治之，辛开以祛湿，苦降以泄热。临床习用甘草泻心汤加减，合以赤小豆当归散，淡渗通阳以利小便。若目赤肿痛剧烈者，加羚羊角、石燕，石燕性凉，能除湿热，利小便，退目翳，用于狐惑目赤者多有效。

处方：生甘草 30g，法半夏 9g，黄芩 9g，干姜 5g，党参 9g，黄连 3g，当归 9g，赤小豆 30g，赤芍 9g，丹皮 9g，蚤休 30g。

方解：加减甘草泻心汤取大剂量甘草泻火解毒为君；配以半夏、干姜之辛开，黄连、黄芩之苦降，以泄热化湿为臣；佐使当归、赤小豆以活血利湿，蚤休、赤芍、丹皮以解毒凉血。诸药相配，共奏清热利湿、凉血解毒之功。

4. 内外同修，重在活血解毒

我治狐惑，在辨证论治基础上，每配合以外治法。外治之方，多以活血解毒为原则，与内服药同用，以求相得益彰之效。

（1）口腔溃疡：野蔷薇根 30g，煎水漱口，配以珠黄散、西瓜霜外搽。

（2）前阴溃疡：苦参 30g、蛇床子 15g，水煎熏洗。

（3）后阴溃疡：取雄黄、艾叶适量，点燃后烟熏局部。

二、常用方剂应用体会

（一）虎没丸

顽痹者何？古谓之贼风挛痛，《灵枢·贼风》有所述。盖由腠理不密，贼风邪气破屏蔽而入，聚营卫成恶血，留着于关节不去。临床以关节疼痛、肿胀及功能障碍为主要表现，本病虽亦不离痹证范畴，但病情缠绵顽固，单从风、寒、湿三气杂至着手，非惟不能确切解释病机，套用治痹之方亦不能解其苦厄。

晚近医家又命名"顽痹"为"尪痹"。它与现今之类风湿关节炎较相似，而与风湿性关节炎一类的痹证有明显不同。

本病的特点是邪胜正弱，临证见气之壅滞则调其卫，见血之泣涩则通其营，见痰之凝聚则利其痰，见湿之阻碍则逐其湿，风之由外而入者鼓舞正气以驱散之，风之由内而生者调其血脉以濡养之，纵是随机而发，只是苦于周旋。今特制一方，能峻攻，复能骤补，相得益彰，方名虎没丸。

虎没丸源出《圣济总录》，原方为酒制虎胫骨 120g，没药 210g，共研细末制丸，用治顽痹其效如神。当虎骨货源尚有可为之时，复加蜈蚣、全蝎各 45g，蜜丸，每服 5g，日 2 次，开水送下。该方曾施治于本病 50 余例，疗效达 95%，开始痛减有效之时间，最快者5天。

惠某，男，39岁。类风湿关节炎3年，手足不能涉冷水，伸屈不利，遍历中西名贵药品，针灸、推拿俱不为功，经服虎没丸300g，未竟剂而瘳，长期病休之人竟得以复工。

虎为国家一级保护动物，取材匮乏，施以豹骨代替，亦难以为继，易以鹿骨，亦非多得之品，则采用黄狗脊骨，仍有一定疗效。以黄狗脊骨为代用品，也是典出有源的，《圣济总录》骨补丸原注："黄狗脊骨功能暖精、益骨、壮筋、利血脉。"稽虎骨之效用，甄权云："治筋骨毒风挛急，屈伸不得，走注疼痛。"张石顽云："追风定痛，强筋壮骨，风病挛急，骨节风毒。"无非假虎之矫强悍烈之性，考李时珍称没药散血止痛，后世沿用作止痛专品，益以全蝎、蜈蚣搜剔经络之风、疏通筋节之邪，综合功效不在虎骨一味，故虽易虎胫骨为黄狗脊骨，亦多应验。

宋代寇宗奭称："没药通滞血，血滞则气壅瘀，气壅瘀则经络满急，经络满急故痛且肿。"通则不痛，为没药药性所长，清代王清任拟身痛逐瘀汤，用没药而不用乳香，殆取其善散瘀血之力。新制虎没丸吞服后，能迅速产生全身一时性的灼热感，稍纵即逝，故善理久治不愈、关节不用之痹痛拘挛，但热痹还当慎用。

（二）创胚散

我创制的创胚散与地诺前列酮（前列腺素 E_2）联合使用于早孕流产，临床观察20例，成功率达80%，一般于12小时内发生流产。对照组单用地诺前列酮薄膜及针剂者12例，成功率仅20%，显见创胚散能提高早孕人工流产率。

谭某，女，30 岁。停经 68 天，检查尿妊娠试验阳性，子宫增大符合停经月份。给予创胚散 4 帖，服药期间肠蠕动活跃，小腹有坠胀感，服完中药后加用地诺前列酮阴道片剂及肌注地诺前列酮 2mg。8 小时后流产，胚胎完整。

创胚散由紫草、黄药子、桃仁、川芎、莪术、生山楂等组成。

用法：每于诊断早孕后给病人先服创胚散，每日 1 剂，连服 4 天，隔 1 天后给阴道填塞地诺前列酮薄膜 2mg，每 2.5 小时 1 张，共用 4 张，随薄膜使用再肌注地诺前列酮 2mg，通常在使用地诺前列酮薄膜第 2 张时开始有出血现象，4 天后流产。

抗早孕是目前计划生育工作中的一个重要方面，有一些方法还不太令人满意，主要表现为阴道出血时间长，胎盘不下，使用产钳比例高。因为有些药物只破坏绒毛，杀死胚胎，对促进子宫收缩、促使孕卵排出的作用不够，而创胚散则具有这些作用。

方解：创胚散主药紫草，《中药大辞典》记载其药理，"动物试验表明，以 30% 的紫草根粉末喂饲动物可抑制大鼠动情期，口服我国东北紫草可降低白鼠的生育率，并有明显的抗垂体促性腺激素及抗绒毛膜促性腺激素的作用"。配以黄药子破血去积，川芎、桃仁、莪术行血化瘀，生山楂破积利气畅中，减轻胃的反应。临床取得一定疗效后，可做进一步提高，即连服创胚散 4 剂后，加服桃核承气汤 1 剂，不加用地诺前列酮，其有效率相仿。过去游医妄投青娘虫、红娘虫或外贴麝香膏药，或从阴道塞药，偶有中者，但因毒物作用每有毙命之险。本方药用较安全，无明显副作用。

（三）阳和汤

阳和汤载于《外科全生集》一书，由鹿角胶、熟地、炮姜、肉桂、麻黄、白芥子、甘草等药组成。该方取鹿角胶助阳散寒，配以熟地滋阴养血，两者相配，则补阳而不伤阴，补阴而不黏腻；炮姜、肉桂温阳气，通血脉；麻黄、白芥子消痰结，通气滞，合用能使气血宣通；甘草调和诸药。全方气血双通，阴阳互补，为一张攻补兼施之名方。根据其温阳散寒、化瘀祛痰之功，我常将之灵活运用于多种疑难病证的治疗，颇有效验。

1. 骨痨

骨痨属中医阴疽范畴，而今之骨结核多属之，因多流窜他处，溃后脓液稀薄如痰，故又称之为流痰，古人认为多由气血虚寒，痰液凝结而成。寒痰侵犯经络，必然导致营卫失调，气血凝结，日久损阳，而致阳虚寒凝，痰滞瘀结，痈肿化腐为脓，久之伤筋坏骨。故此证早期亟当宣畅气血，每以阳和汤投之。取麻黄、白芥子以宣气开其腠理，肉桂、炮姜以畅血解其寒凝。若脓疡已成而未溃破者，宜加皂角刺、生黄芪、炮山甲等；若疮疡破溃流脓者，则宜佐以黄芪、党参、当归、白芍等兼补血气。

李某，女，30 岁。患腰椎结核，腰痛，屈伸不利，兼有低热，盗汗，舌淡苔薄白，脉沉弦，投以麻黄 3g，熟地 15g，鹿角霜 6g，白芥子 6g，炮姜 3g，肉桂 3g，续断 9g，赤芍、白芍各 9g，当归 9g，生甘草 3g。上方出入 8 个月而见效，摄片检查示腰椎椎体硬化。

2. 哮喘

哮喘有新、久、虚、实之分。新喘属实，多责之于肺；久喘属虚，多责之于肾。其为沉痼之病，日久属纯虚者极少，且缠绵反复，正气溃散，精气内伤，最易招六淫之邪侵袭，而致哮喘频发。六淫之中，又以寒邪十居八九，寒犯娇脏，气失升降，痰浊内生，寒痰胶滞，则痰鸣气促，胸中满塞，不能平卧，故《圣济总录》谓："肺气喘息者，肺肾气虚，因中寒湿至阴之气所为也。"小青龙汤固然为寒喘病发的良方，但其未能标本同治，而阳和汤以鹿角胶、炮姜、肉桂温肺，麻黄、白芥子宣肺，熟地补肺，温、宣、补三法并用，攻补兼施，用治哮喘反复发作、本虚标实者，最为合拍。

刘某，男，34 岁。患支气管哮喘有年，入冬则发，咳喘并作，痰稀量多，胸脘痞闷，入夜难以平卧，舌淡苔白，脉弦滑。药用炙麻黄 4.5g，白芥子 6g，熟地 15g，干姜 3g，细辛 4.5g，肉桂 3g，葶苈子 15g，法半夏 9g，地龙 9g。先后服药 20 余帖，咳喘见平，入夜已能平卧，冬季亦未再发。

3. 顽痹

痹者，闭也，气血为邪闭于肌表经络也。痹证虽是风、寒、湿三气交杂所致，然每以寒邪为多见，寒性凝滞、收引，寒邪侵袭四肢百骸，导致气血闭阻，不通则痛，故有"寒主疼痛"之说，且寒为阴邪，易伤阳气，痹痛日久不愈，势必出现阳虚阴凝，气血失宣之证。因此治疗顽痹、久痹多宜补阳逐寒，活血通络之剂。阳和汤中既有鹿角壮阳扶正，又有姜、桂散寒祛邪，麻黄、白芥子宣畅气血，标本同治，扶正达邪，用于顽痹疼痛剧烈者，多能奏功。

张某，女，38 岁。患风湿性关节炎多年，四肢关节疼痛，天冷频作，遍尝中西药物，效果不显。发作时痛势剧烈，行动需人搀扶，关节处厥冷，舌淡苔白腻，脉沉弦兼紧。药用：鹿角 9g，桂枝 4.5g，麻黄 4.5g，羌活、独活各 9g，川芎 9g，白芥子 6g，秦艽 9g，当归 9g，赤芍 9g，伸筋草 9g，千年健 9g。上方出入服 20 帖，痛势大减，效果满意。

（四）瑞金丹

《张氏医通》瑞金丹，用大黄与秋石等份，微炒研末，枣肉为丸，功能止血消瘀、降火宁络，主治虚劳吐血，瘀结不化。

大黄味苦性寒，既行气分，奏导滞泻火之功，又走血分，行活血祛瘀之功，其性沉降下行，故张仲景泻心汤取大黄折邪火冲逆之势，以治吐衄。秋石性味咸寒，功能滋阴降火，大黄得秋石之制，泻火而不伤阴，止血而不留瘀，一清一滋，俾亢者平而虚者盈，则吐衄可止。

经云：阳络伤则血外溢，血外溢则衄血；阴络伤则血内溢，血内溢则便血。血出上窍，皆阳盛阴虚，有升无降，血液妄行，随火而升，凡吐衄咯血，来势较急，色红量多，舌红脉数者，亟当清火止血，俾热清火降。但若一味苦寒清降，凝血止血，则又易使已动之血不返脉道，致瘀滞停留，壅塞生机，新血运行不畅，终有离经妄行之虞。故治疗阳盛阴亏之吐衄证，泻火止血必辅活血之品，以动静相兼；化瘀止血必佐滋阴之药，以攻补结合。瑞金丹清中有泻，泻中有补，治疗吐衄，有固本清源之功。临床或加花蕊石末 6g，以童溲送下；或取紫雪丹 1.5g 吞服；或配以大黄粉与鸡子清调敷太阳穴，则效果更捷。

张某，男，69 岁。患有支气管扩张，反复咯血，脸红语壮，咳嗽频作，痰血绵绵，张口则秽浊之气四溢，脉呈虚大，重按无力，舌红绛，苔根黄腻。证系气阴两虚，瘀热炽盛，血络不安，投以瑞金丹，一药而瘳。

（五）桃红四物汤

桃红四物汤功效为活血调经，前人多用于瘀血阻滞之月经不调、经行腹痛以及损伤瘀滞肿痛等证。

桃红四物汤寓祛瘀于养血之中，通补相兼，攻而不伐，补而不凝，有"疏其血气，令其条达，而致和平"之效，临床用治再生障碍性贫血、血小板减少症、粒细胞缺乏、嗜酸性粒细胞增多症、缺铁性贫血等血液病。上述疾病类似于中医的"血证""发斑""积""虚劳"等病证，这些病证的形成，均与血瘀相关，《血证论》谓："凡血证，总以去瘀为要。"寓意相通。

1. 出血

对于出血，先贤唐容川列止血、消瘀、宁血、补虚四法为治血大纲，推止血为第一要法，后世医家多推崇之。我倡"止血毋忘祛瘀"之论，古人早有"血无止法"之戒，意在强调血宜调不宜涩，倘见血辄止，则易致血凝气壅，伏留后患，故我临床习用桃红四物汤加蒲黄、三七、藕节等活血止血之品，治疗以出血为主症的血液病，颇有效验。

王某，男，34 岁。患血小板减少症多年，全身皮肤散在性紫癜，以下肢为甚，血小板计数在 20×10^9/L 左右，用激素治疗后一度高达 80×10^9/L，但激素减量后血小板计数随之下降，再恢复原来用量亦不为功。证属血溢脉外，瘀滞肌肤。治以活血化瘀，方用桃红四物汤加虎杖、升麻、蒲黄、三七等，服方3周，复查血小板68×10⁹/L，精神见振，紫癜日渐变浅而消失。按上方续服1个月，血小板数逐步上升至正常，随访疗效巩固。

2. 贫血

贫血当属"血虚"之范畴，我崇"瘀血不去，新血不生"之说，血盛则流畅，虚则鲜有不滞者，故贫血病人每每兼夹血瘀。因血液耗损，血脉空枯，无余以流，则艰涩成瘀；由于瘀血作祟，又致使气血生化受阻。故我临床习用桃红四物汤活血通瘀，以促新血滋生，每辅以升麻升清提阳，虎杖化瘀降浊，两者相使，升清降浊，以鼓舞气血生长。

严某，男，10岁。患再生障碍性贫血多年，血红蛋白持续在50g/L左右，白细胞计数2.8×10⁹/L。前医投以补气养血之剂，竟无所获。病人正气虚弱，运血无力，瘀阻气机，生化受阻，治当祛瘀生新。药用桃红四物汤加虎杖、升麻。14帖后血红蛋白升至86g/L，白细胞计数5.0×10⁹/L，上方出入治疗5个月余，病情稳定。

（六）龙马定痛丹

龙马定痛丹源出清代王清任之《医林改错》中的龙马自来丹，原方为马钱子、地龙、朱砂三药合成，主治痹证。余取叶桂虫蚁搜剔之意，在原方内加入地鳖虫、全蝎各3g，取名龙马定痛丹，用治各种痹痛，多能奏效。

龙马定痛丹由马钱子30g，地鳖虫、地龙、全蝎各3g，朱砂0.3g组成。制作方法是先将马钱子用土炒至膨胀，再入香油炸之，俟其有响爆之声，外呈棕黄色，切开呈紫红色时取出，与地龙、地鳖虫、全蝎共研细末，和入适量蜂蜜，泛丸40粒，朱砂为衣。马钱子又名番木鳖，性味苦寒，有大毒，入肝、脾经，具活血通络、消肿止痛之功，《外科全生集》称其"能搜筋骨之风湿，祛皮里膜外之痰毒"，张锡纯亦谓"其开通经络、透达关节之力，实远胜于他药也"。配以咸寒走窜之地龙，破血通瘀之地鳖虫，祛风止痛之全蝎，共奏活血脉、化瘀血、祛风湿、止痹痛之功。蜂蜜泛丸，朱砂为衣，则能制马钱子之毒性。

临床运用龙马定痛丹时应严格控制剂量，常规服法为每晚临睡前用糖开水送服1粒，服1周后若不效，可于每晨加服半粒至1粒，连服1个月为宜。若过量中毒则会出现肌肉强直、口唇、两颊及周身麻木，甚至抽搐、震颤等，此时可用浓糖水口服，或甘草、绿豆各30g煎汤频饮即可缓解。

为验证龙马定痛丹对痹证的镇痛作用，曾取龙马定痛丹系统观察其对60例痹证的疗效，病种包括类风湿关节炎24例、风湿性关节炎26例、痛风性关节炎3例、肩周炎1例、椎间盘突出症1例、颈椎病2例、雷诺病1例、腰肌劳损1例、退行性关节炎1例。治疗结果为：显效16例，有效38例，无效6例，总有效率90%。其中类风湿关节炎有效21例，有效率88%；风湿性关节炎有效24例，有效率92%；其他病痛有效共9例，有效率90%。

药理研究也表明，龙马定痛丹在低剂量时镇痛作用较弱，在中剂量、大剂量时镇痛作用较强，药物发生作用较安乃近明显，用药后30分钟内即显效，镇痛作用虽低于哌替啶，但维持时间较长，为 3 小时左右。龙马定痛丹对于躯体性疼痛效果较好，而对内脏化学刺激等引起的疼痛缓解作用不及哌替啶，但强于安乃近。

苏某，男，60 岁。患类风湿关节炎多年，反复发作，四肢小关节红肿疼痛，晨僵明显，每逢天气变化及阴雨连绵时加剧，经用阿司匹林、激素及中药补益肝肾、祛风除湿之剂治疗，效果不显，改用龙马定痛丹 1 粒，每晚 1 次，1 周后关节疼痛见减，连服 1 个月，四肢关节红肿疼痛全退。

（七）急救回阳汤

急救回阳汤源出王清任《医林改错》，原本为吐泻转筋、身凉汗多之厥证而设，组成为党参、附子、干姜、白术、甘草、桃仁、红花，原书附有歌诀曰："急救回阳参附姜，温中术草桃红方，见真胆雄能夺命，虽有桃红气无伤。"方用附子、干姜、甘草取自四逆汤，以回阳救逆；配以党参、白术益气，红花、桃仁活血，相辅相成，以调补气血。诸药同用，共奏温阳益气、活血通脉之功。

心力衰竭、肾功能衰竭、呼吸功能衰竭均属于中医学"厥证"范畴。厥证，手足厥冷之谓，历代虽有薄厥、煎厥、尸厥、痰厥、蛔厥、气厥、血厥、食厥等名称，但总不越《黄帝内经》所云："阳气衰于下则为寒厥，阴气衰于下则为热厥。"寒厥多发于久病及老年病人，证候变化多呈阳虚血瘀之象。阳气虚衰，血行失畅，血瘀气闭，以致气血难以温煦四肢，阴阳离绝，正如《王氏医存》所谓："五厥五绝之证……皆系气闭，然五厥乃内有所阻而闭其气，五绝乃外有所遏而闭其气。"故治厥证，不宜壅补，而当温通阳气，以促使气通血活为先务。我临床习取急救回阳汤出入治疗"三衰"病证，辨证而投，效果颇佳。

王某，男，65岁。高血压，冠心病，慢性支气管炎，肺气肿急性发作合并心力衰竭，病人咳喘胸闷，汗出心悸，张口抬肩，不得平卧，两目及下肢浮肿，小便失禁，口唇发绀，四肢厥冷，脉细数而结代，舌质胖紫，苔薄白，心电图示：室性期前收缩，心肌损伤，左前分支阻滞。证属心肾阳衰，水瘀交阻，导致气血乖违，而成厥逆急候。即投急救回阳汤加生半夏（先煎）10g，葶苈子（包煎）15g，以温化痰饮，泄肺之闭。服药5剂，肢冷见温，汗出亦少，其他症状次第好转，乃改用补气活血剂以巩固疗效。

（八）血府逐瘀汤

血府逐瘀汤由当归、生地、桃仁、红花、枳壳、赤芍、柴胡、甘草、桔梗、川芎、牛膝组成，方中以桃仁、红花、赤芍、川芎为君，活血化瘀，畅通血脉；气为血帅，故用桔梗、柴胡、枳壳、牛膝为臣，理气行滞，其中桔梗开胸膈，宣肺气，以行上焦气滞；柴胡、枳壳疏肝理气，以畅中焦气滞；牛膝导瘀下行，以通下焦气滞；生地、当归为佐，养血和血，俾活血而不伤血；甘草为使，调和诸药，防止他药伤胃。诸药相配，共奏活血化瘀、理气行滞、调畅气血之功。

《黄帝内经》曰："气血不和，百病乃变化而生。"王清任亦谓："治病之要诀，在明白气血。"六淫七情致病，所伤者无非气血，初病在经主气，久病入络主血，故凡久病不愈的疑难杂症，总宜以"疏其血气，令其条达，而致和平"为治疗大法。血府逐瘀汤既能活血，又可理气，用治多种疑难病证，随证加减，每获良效。如阳虚而瘀者，加党参、黄芪，甚则加肉桂、附子；阴虚而瘀者重用生地，加龟板、麦冬；寒凝血瘀者去生地，加桂枝、附子；热熬成瘀者去川芎，加黄连、丹皮；兼有痰浊者，加半夏、陈皮；湿阻者，去生地，加苍术、白术、厚朴；气滞甚者加檀香或降香；出血者，加生蒲黄、参三七；腹泻者去生地、桃仁，加木香、焦山楂、焦神曲等。

1. 顽固性头痛

《医林改错》谓："查患头痛者，无表证，无里证，无气虚、痰饮等证，忽犯忽好，百方不效，用此方一剂而愈。"头痛缠绵不愈，必有瘀血作祟，瘀阻脑络，不通则痛，其痛必固定不移，痛如针刺，血府逐瘀汤能祛瘀化滞，俾血气流畅则头痛可止。古人谓：巅顶之上，惟风可到。故必重用川芎以祛血中之风，或辅以全蝎熄风，磁石镇风，则可收事半功倍之效。

王某，女，38 岁。头痛时发时止年余，发则头痛如裂，兼有胸闷易怒，失眠多梦，经潮时症状加剧，伴少腹胀痛，有血块，病人颜面晦滞，舌紫，脉细弦。此乃瘀血搏结脑络，清阳难以上升，用血府逐瘀汤加全蝎粉 1g 吞服，3 剂后头痛明显减轻，再服 6 剂则愈。

2. 胸痹

胸痹以胸痛彻背，背痛彻胸为主症，多见于冠心病心绞痛、心肌梗死等病，胸背部为心肺之府，加上气之会穴膻中、血之会穴膈俞均在胸背部，故其病理以气血失畅为常。胸中为阳之位，阳气不布，则窒而不通，故治疗冠心病等病，通阳亦至为关键，而通阳必用辛温，取血府逐瘀汤加附子一味，可通阳活血，标本兼治。附子与方中生地同用，有通补阳气而不伤阴津之功。

甄某，男，70岁。冠心病，脑、肾动脉硬化10余年，胸痛彻背，入夜尤甚，神萎乏力，动则气促汗出。心电图示：室性期前收缩，ST段明显下移，选用多种中西药物治疗，效果不显。舌紫苔薄白，脉细弱，结代脉频出。证属胸阳不振，血瘀气滞。方用血府逐瘀汤加熟附子5g，1周后胸痛渐平，精神转振，结代脉消失，心电图复查正常。

3. 失眠

失眠一病，历代多谓在于阴阳不通，如《灵枢·大惑论》曰："卫气不得入阴，常留于阳，留于阳则阳气满，阳气满则阳跷盛，不得入阴则阴气虚，故目不瞑矣。"我治顽固性失眠每从瘀论治，认为心主血脉，藏神，若瘀血阻于心脉，血气不和，血不养神，则夜不能眠。凡夜不能睡，或夜睡梦多，或梦游梦呓，服养血安神药无效者，均可取血府逐瘀汤以化瘀通脉，疏畅血气，俾神得血养，不安神而神自安。

陈某，男，42岁。失眠2年余，彻夜不寐，或少睡乱梦纷纭，伴有头晕且痛，思想不集中。病人面色黧黑少华，神萎，皮肤甲错，胸背部汗斑累累，舌紫苔黄腻，脉细弦。证属瘀滞络脉，血不养神，用血府逐瘀汤加磁石30g，1剂后反兴奋难以入睡，第2剂后始见效果，14剂后已能安眠5~6小时，肌肤甲错、汗斑也见消退。

4. 情志病

肝为刚脏，体阴而用阳，藏血，性条达，以疏泄为顺，若肝气郁结日久，未有不致瘀者，故王清任谓："俗言肝气病，无故爱生气，是血府血瘀，不可以气治，此方应手效"，"平素和平，有病急躁，是血瘀，一二付必好"，"瞥闷，即小事不能开展，即是血瘀，三付可好。"情志病初起在经主气，久病入络主血，凡以疏肝法不效者，当从血分求之，对神经衰弱、癔症、神经性低热、老年抑郁症等难治病，用血府逐瘀汤化裁治之，收效多捷。

周某，女，36 岁。低热延绵数年，经多方检查，已排除肺结核、风湿病、尿路感染及肝脏疾病，多法治疗，俱不见功，病人神疲乏力，口干不欲饮，腹满唇痿，舌青苔净，脉弦紧。证属瘀滞腠理，气血乖违，营卫失和，方用血府逐瘀汤加马鞭草 30g，服至 30 剂后，热退，腹满亦平，他证悉除，随访正常。

（九）少腹逐瘀汤

少腹逐瘀汤为清代名医王清任所创制，取温经汤合失笑散化裁而成。方中以当归、赤芍、川芎、蒲黄、五灵脂、没药活血祛瘀；延胡索理气行血止痛；官桂、干姜、小茴香温经散寒，并引诸药直达少腹，主治瘀血积于少腹的妇科病证，为散寒活血的代表方，功擅活血祛瘀，散寒止痛，临床辨证而施，用于诸多疑难病证，亦能获效。

1. 顽固性少腹痛

少腹为厥阴之界，厥阴为寒热之脏，故少腹痛病因以寒阻气滞不行，或热灼血郁不散为多见。寒能凝血，热能熬血，最终均可导致血脉凝涩，血瘀气滞，不通则痛，为此，通之一法，不能忽视。《血证论》谓："上焦之瘀多属阳热，下焦之瘀多属阴凝。"若少腹寒凝血瘀不解，则症见腹痛绵绵，朝轻暮重，喜暖喜按，苔白脉紧，治当温经逐寒，祛瘀止痛，投以少腹逐瘀汤每能奏功。

吴某，女，54岁。因阑尾炎手术后出现少腹部反复剧痛1年，痛剧时拒按，痛有定处，伴有呕恶，不能进食，多次做胃肠钡餐及胆囊造影检查均阴性，舌淡紫苔薄白，脉弦紧。术后有瘀，瘀阻气滞，不通则痛，方用少腹逐瘀汤加柴胡9g、姜半夏9g等。4剂后，腹痛霍然而愈，随访数年，从未复发。

2. 肠粘连

腹痛须分气血，不病于气，即病于血。腹腔术后，必有血瘀残留肠角，以致血瘀气滞，不通则痛，症见腹痛腹胀，痛有定处，大便秘结，呕恶时作，日久不愈，治宜以通为补。血喜温而恶寒，得温则行，遇寒易凝，用温经活血法以消散宿瘀，取少腹逐瘀汤化裁治疗肠粘连引起的腹痛，颇有效验。

赵某，男，38岁。因结肠癌手术引起肠粘连，小腹绵绵作痛，恶心呕吐，时作时止，缠绵年余，久治不愈，舌淡苔薄白，舌边紫斑累累，脉细涩。此属术后瘀滞，久羁损阳，治宜温经活血。方用少腹逐瘀汤加红藤30g，败酱草30g，龙葵30g，蜀羊泉30g。服药1周，腹痛顿减，陆续服药6个月，腹痛告愈。

3. 不孕症

不孕症每伴月经不调，或当至不至，或先期而至，或经血量少，夹有瘀块，或畏寒肢冷，小腹冷痛，喜暖喜按。治疗不孕症首当调经，不孕症病因多为肝郁、血虚、痰湿、肾亏、胞寒等，引起气血乖违，瘀血内结，以致冲任不调，难以摄精受孕，而其中尤以胞宫虚寒夹瘀者最为多见，故我常以少腹逐瘀汤祛寒化瘀，调和冲任，习加紫石英以增温经暖宫之力，投之多验。临床于月经来潮前服 5 ~ 7 剂，以调和冲任，连服 3 个月，则麟征可期。此方对瘀血为患的月经不调、痛经、闭经、崩漏、癥瘕等妇科疑难病证，亦有疗效。

王某，女，36 岁。夙有痛经，月经周期紊乱，经来色紫，有血块，婚后 8 年未孕，病人脸色苍黑，性情乖违，舌紫苔薄，脉沉弦。证属气瘀搏结，冲任无权，药用少腹逐瘀汤，月经来潮前连服 5 剂，平日则服血府逐瘀汤，1 日 1 剂。3 个月后月经周期正常，痛经消失，半年后怀孕，生育一子。

（十）通窍活血汤

通窍活血汤出自《医林改错》一书，由桃红四物汤去生地、当归，加麝香、老葱、生姜、大枣、黄酒而成。王清任创此方多用于头发脱落、眼疼白珠红、酒糟鼻、白癜风、耳聋年久、妇女干血劳、男子劳病等证属瘀血者。我根据本方配有通阳开窍之麝香、葱白等品，善行头面，而用治瘀阻头面久治不愈，或原因不明之呃逆、耳聋、昏晕、头痛、脱发、喑痱诸病证，每多应手而效。

1. 呃逆

呃逆有阴阳二证，阴证多属胃寒，阳证多属胃热，历代医家多以祛寒、清胃、下气、消痰论治。新病气结在经，多可取效，但久则入络，瘀血胶着不化，每为医者所忽略。呃逆常源于肝郁气滞，久之最易导致血脉凝涩，气机阻遏，胃气失降，故气通血活，乃为治疗呃逆之枢要。通窍活血汤功擅活血祛瘀，兼有赤芍泄肝，生姜降胃，用治瘀血呃逆，颇合病机，方中麝香治呃，也颇有奇功，往往药甫入口，病即匿迹，舍复方而单用麝香，亦多有效，但易复发，根治仍以复方为妥。

陈某，女，34 岁。因于产后受寒，加之精神刺激，遂发生呃逆，每晨起床后即作，持续数小时不止，初用针灸能止，后亦失效，病延 3 年。病人表情淡漠，呃逆频作，兼有痛经，两脉沉迟，舌苔薄白，舌边色紫。证属肝郁气滞，寒邪凝结，血瘀清窍，胶着不化，投通窍活血汤 7 剂即止，后以少腹逐瘀汤善后，经来紫块累累，痛经亦失。

2. 耳聋

耳聋之疾，古籍多责之于肝肾，以肾开窍于耳，足厥阴肝经过耳窍。气血乃人体生命之源，举凡目视、耳听、头转、身摇、足步、掌握等活动，皆以气血调畅为基，若气血失和，气滞血瘀，诸窍受阻，则可致耳聋。治当行气活血，通窍复聪，每以通窍活血汤合通气散同用，对脑气不接或窍路被阻之耳聋多验。

张某，男，12 岁。因学习紧张，过度疲劳而突发耳聋，两耳或如蝉鸣，或失聪不闻声音，左耳甚于右耳，选用补益肝肾，滋水抑木之剂罔效，舌紫苔薄黄，脉小弦。证属气滞血瘀，耳窍被蒙。方用通窍活血汤加柴胡6g、香附6g，3 剂后病证若失。

3. 眩晕

眩晕因瘀血阻滞，脉络不通所致者，往往病发后持续不止，巩膜瘀丝累累，脉细涩，舌紫或见瘀斑。头为诸阳之会，若清窍空虚，外邪得以入踞脑户，阳气被遏，气血运行受阻，瘀血胶滞不解，则眩晕缠绵难愈；或因外伤跌仆，瘀血停留，阻滞经脉，清窍失养，则眩晕频发不已。前者重在清阳不升，瘀血阻络，治当益气活血，取通窍活血汤加黄芪、党参、苍术、白术之类；后者重在血瘀胶着，脉络不通，治当辛香活血，辄投通窍活血汤，并重用川芎，加入通天草、水蛭等品，以加强活血通窍之力。

邹某，男，74 岁。患脑动脉硬化症多年，眩晕频发，伴有耳鸣，神萎，胸痞，上肢时而麻木，下肢行走乏力，舌淡苔薄白，脉细弱。证属清阳下陷，血不上承。药用通窍活血汤加黄芪 15g，党参 10g，苍术、白术各 10g，葛根 10g。服用半月，眩晕渐渐见平，其他症状亦见减轻，嘱原方续服 1 个月，巩固疗效。

养生篇

第十讲　生命在于流动——延缓衰老新说

　　气与血是构成人体生命活动的两大基本物质，人体的生理与病理，长寿与衰老和气血息息相关。气血随着人年龄的递增，将会出现循行失畅和气血失和的病理变化。因此，我提出"气血畅通，生命之本"的观点，对抗衰老与疑难病的治疗，尤具实践意义。

一、人体衰老的主要机制在于气血失衡

　　近年来，为了探索人类衰老之奥秘，寻求有效的延缓衰老药物，国内许多学者从多途径进行研究，提出了很多不同的见解，但归根到底，都未能脱胎于传统的"脏腑虚衰"学说范畴。我通过一系列观察与研究，于1988年提出了"人体衰老的主要机制在于气血失调、气虚血瘀"的观点，并用具有益气化瘀作用的衡法冲剂进行抗衰老研究，取得了肯定的效果，为延缓衰老提供了一条新的途径。

（一）气血流畅是人体健康的重要标志

　　人的生理活动是以五脏为中心，六腑为辅佐，通过经络将五脏六腑、五官九窍、四肢百骸和内外组织联系成有机整体来运行的，而气血"行于经隧，常营无已，终而复始"，"如环无端"，起着营养机体脏腑，联络内外组织，协调生理活动的

重要作用。气血的正常循环流畅是其发挥营养作用的先决条件。气血流畅则脏腑和调，健康长寿；反之，循行失畅，则脏腑失和，疾病丛生，衰老早夭。所以古人有"血脉流通，病不得生""血气不和，百病乃变化而生"之说。

年龄的增长，以及在与自然界的病邪的不断斗争中，七情、跌仆等各种病因均会影响气血的正常运行，造成气机不畅，瘀血停滞。由于气血流通受阻，脏腑得不到正常的濡养，必将导致脏腑虚衰，精气神亏耗，乃至机体衰老。《格致余论》曾谓："天主生物，故恒于动，人有此生，亦恒于动。"人欲长寿，必须运动，而运动的目的就在于促使气血的流畅。

实验研究证实了人体衰老的本质与气血失畅有关，表现为循环障碍和血液流变学改变，以及各主要脏器的血管形态变化。动物实验发现老龄家兔的心、肺、脾、肝、肾、脑等主要器官的微循环血管壁增厚，管腔狭窄，一些代谢产物如脂褐素等，不能排出而沉积于脏腑器官内，并有组织间或细胞间沉积瘀血等。临床实验发现老年人甲皱微血管异型管襻明显增多，血管偏暗，流态异常，襻顶瘀血增多。血液流变学检查示血浆黏度明显增高，主要表现在血清白蛋白减少，球蛋白、脂蛋白和血纤蛋白原增多，特别是脂蛋白的增多，导致血管硬化，管腔狭窄，血流缓慢，出现"脉不通，血不流"的病理改变。

（二）气血平衡是长寿的基本条件

有关机体正常生理活动和健康状况的标准，古人常用"平"加以概括，如《素问·平人气象论》"平人者，不病也"，《素问·调经论》"阴阳匀平，以充其形，九候若一，命曰平人"。所谓"平"，即平衡之意，而气血平衡是其主要含义。血之濡养有赖于气的统率，而气之温煦依靠于血的濡润，二者对立统一，相互依存。所以气血保持平衡是人体正常生理功能的基础，也是人体长寿必须具备的条件，诚如《素问·至真要大论》所谓："气血正平，长有天命。"

中医养生抗衰老的基本原则是"阴平阳秘"，阴阳分别代表人体内相对的两种物质，两者必须保持相对平衡，如果出现一方偏衰，或一方偏亢，就会使人体正常的生理功能紊乱，出现病理状态，乃至衰老。气血是人体阴阳的主要物质基础，阴平阳秘是通过气血的平衡来体现的，故《景岳全书》谓："人有阴阳，即为气血，阳主气，故气全则神王，阴主血，故血盛则形强，人生所赖，惟斯而已。"

气血的正常平衡不是静止和绝对的，而是必须处在动态的平衡中，这是因为人体在生长发育、壮大、衰老、死亡这个过程中，机体内一直在进行着一系列复杂的生理活动，不断地进行新陈代谢，因此就需要气机一刻不停顿地进行"升降出入"的运动，血液一刻不停顿地周而复始地循环流动，以完成人体所需物质的运输和代谢，气血在不断地运动中，只有保持相对平衡，才能各司其职，各自完成其生理功能。《素问·至真要大论》谓"疏其血气，令其调达，而致和平"，明确指出气血只有保持流畅，才能达到动态平衡；如果气血运行失常，失去平衡，则能影响到脏腑、经络、阴阳等各方面功能的协调平衡，使人出现五脏六腑、表里内外、四肢九窍等各方面病变，从而逐渐衰老。

（三）调和气血、以平为期是抗衰老的主要治则

由于气血的失畅和失衡是脏腑失常和机体衰老的整体反

映，所以遵循"谨察阴阳所在而调之，以平为期"的治疗原则，采用调和气血的方法，不仅可以治疗脏腑的具体病证，而且具有延缓衰老的功能。

所谓"以平为期"，就是通过调理气血，使气血由不平衡状态转向新的平衡，以保证脏腑源源不断地得到气血的温煦和滋养，促使脏腑组织进行协调的生理活动，从而使机体处于动态的平衡状态中，成为健康的"平人"。《素问·生气通天论》谓"气血以流……长有天命"，说的是只要气血流畅，就能达到延年益寿的目的。因此，我在生命科学的研究中，十多年来先后提出"机体衰老的主要机制在于气血失衡，在于气虚血瘀""瘀血是导致机体衰老的主要机制""久病必有瘀，怪病必有瘀"等新论点，并首创衡法治则进行延缓衰老与防治老年病的研究，取得了满意效果。衡法冲剂服药组老龄家兔脏器解剖经显微镜观察，其血管组织结构基本正常，未见瘀血现象，各脏器的主要结构组织与壮年家兔对比基本相同，二年生存率明显增高；而对照组老龄家兔的主要脏器却有着明显的微循环障碍、血管壁增厚、管腔狭窄、代谢废物如脂褐素等沉积、细胞间瘀血存在等病理表现。运用衡法冲剂对小鼠进行抗疲劳、抗寒冷试验，结果证实服药后小鼠抗疲劳、抗寒冷能力明显优于对照组。我们还用慢性悬吊应激法观察衡法冲剂对雄性小鼠的性活力与学习、记忆功能的影响，发现这些功能都有明显提高。对果蝇生存率的影响尤为显著（平均寿命和最长寿命均超过人参对照组）。临床上对150例老年人在用药前后进行对照，证实老年人临床所表现的胸闷、心悸、失眠、胸痛、咳嗽、气促、头晕、浮肿等14种症状均可随气血失衡的改善而减轻或消失；该治则还能有效地调节血压和睡眠，振作精神，提高思维能力，改善食欲；更主要的是能改善血液流变学状况，降低血浆黏度，改变微血流异态，加速血液循环，提高脏器的血供而使其维持正常生理功能；提高机体免疫能力，促进淋巴细胞转化率和 E 玫瑰花环形成；促进机体蛋白质的合成代谢，提高血浆白蛋白浓度；维护正常生殖能力；促使细胞内代谢废物，特别是脂褐素的排泄，减少色素沉着，消退老年斑等。这些都提示调和气血、防瘀治瘀的方法，具有改善体质、增强智力、润肤美容、防治痼疾及延缓衰老的确切功效，以衡法治则为核心的代表方衡法冲剂在美国经十多万人次的临床验证，用药人员一般反映此药服用二周后即能提高工作热情，增强记忆力，提高肌力和关节效能，并使人重新出现雌激素、雄激素活跃的现象，使生活充满生机。

二、延缓衰老应从中年开始

生老病死，人人难免。然而，人类对延缓衰老、保持青春的渴望自古已有，于今尤烈，如何才能延缓衰老，使青春长驻呢？这还得先了解衰老的生理过程。

从生理角度讲，衰老是由新陈代谢衰退所引起的。新陈代谢是生命的基本特征，它包括合成代谢和分解代谢两个不可分割的方面。30 岁以前合成代谢的速度高于分解代谢，这段时期内人体开始生长发育成熟；30～40 岁时这两种代谢基本平衡；40 岁以后分解代谢高于合成代谢，人体新细胞的产生率不断下降，开始出现衰老的种种征兆。我国古代对衰老初始过程的细致观察是符合实际的，《灵枢·天年》云："……三十岁，五脏大定，肌肉坚固，血脉盛满，故好步。四十岁，五脏六腑、十二经脉，皆大盛以平定，腠理始疏，荣华颓落，发颇斑白，平盛不摇，故好坐。五十岁，肝气始衰……"不惑之年以后，人体的各种生理功能和形态必将出现退行性变化，故此，延缓衰老应从中年开始。

由于瘀血是脏腑病变和机体衰老的整体反映，所以从调畅气血入手，就能延缓衰老。《黄帝内经》一书说："气血以流……长有天命""气血正平，长有天命。"气血调畅，能消除瘀血，使气血由失调状态转向新的平衡，保证脏腑源源不断地得到气血的滋养，从而使机体进行协调的生理活动，以纠正精、气、神亏损，恢复阴阳平衡，达到消除疾患、健康长寿的目的。所以我的养生观是"生命在于流动"，所谓"流动"，就是气血的流动，在这种思想指导下，平时就应注意调情志，常运动，勤动脑，节饮食。

（一）调情志

中医常说"怒伤肝，喜伤心，思伤脾，忧伤肺，恐伤肾"，它的含义就是情志太过与不及，都可导致气血运行失常，脏腑功能病变。"乐观者长寿"，因为精神舒畅时，血液循环良好，生理功能旺盛。有人做过这样的实验：处在同一生长环境下的动物，予以温和适宜的刺激，如播放轻音乐、抚摸、亲昵等，要比无人关心的动物活得长久。因此，近年来我养生基本以下面两点为心得。第一，不发怒。第二，即使遇到一些不愉快的刺激，有两种宣泄方法：一是回家去向亲人诉说，一吐为快；二是练字，练前首先要安心调气，气调则脉络自通，一旦"砚田笔垄"得趣，即能心胸舒展。手的精微活动就是"脑的外化"，在静心凝神中自我调节，百试不爽。

（二）常运动

锻炼身体，确实可促进健康长寿，如果缺乏运动，就会出现一系列功能紊乱的表现，古今很多例子说明锻炼和不锻炼的人在身体、精神和抗病力上都不相同，而运动的目的就在于促进气血的流畅。老年人不能像中青年那样大运动量地运动，必须选择适合老年人的锻炼方法，我根据自己的身体状况，制定了一套行之有效的锻炼方法：每天晨晚平卧于地，两手掌平放于腰臀之下，左右腿交替抬腿 100 次，既锻炼腹肌，又可使周身气血和畅，上下班也经常以步代车，以增进气血流通，"气通血活，何患疾病不除"。

（三）勤动脑

生物学的理论告诉人们，经常用的器官就健康，就发达，长期不用或少用的器官就会逐渐衰退。脑子越用越灵，越用越有活力，这是因为勤动脑是一种涉及全身的活动，不仅要有视觉、听觉和其他感觉器官参与，而且还涉及反射和意向活动；勤动脑还能使人精神焕发，思维敏捷，朝气蓬勃，保持良好的心理状态。除了仍坚持读书学习、著书立说外，我自己还创造了一种勤动脑的方法，即每晚临睡前在脑海里总结一天来的工作情况，每晨醒来后在脑子里制订新的一天的计划。所有文稿以及工作进程，都是睡前、醒后在脑子里规划的，从不间歇。这样做，可保持大脑有足够的信息刺激和血液供应，使分析条理化、工作有程序，是防止老年性痴呆的佳法。

（四）节饮食

《黄帝内经》早就指出，人要长寿，就应"谨和五味"，调理好饮食，使气血流畅，组织器官健全，人就可享有天赋的寿命。我特别欣赏清代著名医学家叶天士所说的"胃以喜为补"这句名言，它具有两种含义。其一，所谓"喜"就是吃了舒服；所谓"补"，应该理解为能吸收消化，如吃了不适，无法转化为营养，即使山珍海味、人参鹿茸，也是有弊无益的。其二，脾胃为生化之源，"得谷者昌"，脾胃受损乃衰老之渐。故本人从不吃过量之食与不喜之饮，以"喜"为界，也不乱吃补品，而服一些不为人重视的活血药与运脾药。根据老年人产生瘀血的病因，如气机紊乱、痰浊诸邪阻络等，我遴选活血、运脾和理气等中药，组成衡法冲剂，从防瘀治瘀入手，延缓衰老，经实验研究和临床观察，发现此方能显著改善老年人机体的血液流变学状况，降低血液黏稠度和红细胞的聚集性，促进老年人机体新陈代谢，提高免疫功能，保护脏腑功能，从而明显改善老年人常见的衰老症状和体征。经果蝇寿命实验证实，此方能使果蝇的平均寿命和最长寿命延长，其效果超过人参对照组，充分证实衡法冲剂确有延缓衰老的作用。

从理论到实验，从实验到临床，证实本人所主张的"衰老的机制在于瘀血"的这一观点，是有生命力的，衰老并不是不可逆的，长寿大门是可以叩开的！

三、"动""静"养生之争

中国传统养生之道以其悠久的学术源流，博大精深的理论和丰富多彩的方法闻名世界。早在春秋战国时期，由于各诸侯国竞相争雄，招贤纳士，重视知识，扶植学派，提倡争论，学术界出现了诸子蜂起、百家争鸣的局面。在养生文化方面，就有《周易》阴阳说、老子的道论、《管子》的精气学说、孔子的自我调摄、荀子的治气养心理论、子华子的运动摄生等。这众多的学说促进了中国传统养生之道的理论日趋完善。

（一）清静养生与运动养生

中国传统养生之道流派纷呈，但就其养生方法而言，不外乎"清静养生"与"运动养生"这两种主要模式。

清静养生的思想一定程度上占据着中国传统养生文化的主流地位。这是因为中国文化在历史上长期受到道家和道教的影响，先秦道家以"清静"学说立论，不仅蕴含人生论，也包含其养生论。清静养生的代表人物庄子说过，"夫虚静恬淡，寂寞无为者，天地之平而道德之至""形劳不休则弊，精用不已则劳，劳则竭"。他们认为，神是生命的主宰，人身各脏器都由神统御，只有保护和节制神的耗损，才能延年，所以主张清静养神，反对"形劳不休"。古今出现的气功热，证实清静确能延寿，绝非子虚乌有。

运动养生的观点则来自"天人合一"的理论。先秦的《易传》将宇宙天道运行变化的自然属性投射于人生，归纳出"动而健，刚中而应""刚以动，故壮""六爻之动，三极之道也"。这些深刻的人生哲理，其中也包括以运动的观念来对待和养护人类的生命和身体。在这种主动养生思想影响下，一些古代养生家反对"静息将养"，主张运动强身。《吕氏春秋》说："流水不腐，户枢不蠹，动也，形气亦然。"明代颜元则更明确指出，"一身动则一身强""养身莫善于习动，凤兴夜寐，振起精神，寻事去做，行之有常，并不困疲，日益精壮，但说静息将养，便日就惰弱"。他们认为，人体的各种器官组织都处于恒动状态，通过运动形体，活动关节，以保持机体旺盛的生命活力，就可达到抗老延寿之目的。与运动养生观点相一致的是，十八世纪法国哲学家伏尔泰提出的"生命在于运动"。此说一时风靡全球。

那么，是运动能延年，还是清静能益寿？究竟是哪种方法正确？哪种效果更好？其中道理又何在？几千年来，仁者见仁，智者见智，至今未见定论。

（二）养生的基本原则

判断清静养生与运动养生孰对孰错，必须先弄清人体衰老的原因以及养生的含义、基本原则等一系列问题，并以此检验以静养生与以动养生的效果，才能得出正确的结论。

养生又称摄生，乃保养、护养生命，抗老延年的意思。中国传统观点认为，人体本身就是一个阴阳平衡体，人的生命活动过程，就是体内阴阳双方在矛盾运动中不断取得相对统一、动态平衡的过程。古人常用"平"或"正平"作为健康长寿的概括。《黄帝内经》所说"平人者，不病也""阴阳匀平，以充其形，九候若一，命曰平人"，均含有阴阳平衡之意。如阴阳一方出现偏衰或偏亢，就会导致人体生理功能出现病理状态。

阴阳是极其抽象而又包罗万象的代名词，人体中的阴阳是通过气与血来体现的。《寿世保元》指出："人生之初，具此阴阳，则亦具此血气，所以得全生命者，气与血也，血气者，乃人身之根本耳。"气属阳，血属阴，气血是构成和维持生命活动的两种基本物质，也是人体阴阳的主要物质基础。所以，人体内的阴阳平衡必须通过气血的作用来调节。

气血流通是生命活动的重要条件。生命有机体的基本特征是机体的新陈代谢。而新陈代谢的进行，离不开气血流通。这是因为气血流动无阻，循环不已，可以将营养物质供应给机体，使脏器组织各司其职，摄精微充养全身，并把代谢产物排出体外，以维持机体阴阳的动态平衡。正如金元时期大医学家朱丹溪所言："气为阳宜降，血为阴宜升，一升一降，无有偏胜，是谓平人。"

我在对生命科学的研究中，发现人类随着年龄的增长，机体由于反复受到情绪波动、疾病折磨等干扰，首先会影响气血的循行，造成流通受阻；继而脏器组织得不到气血的滋养，而出现全身生理功能紊乱；最终则引起阴阳失衡，脏器虚竭，精、气、神耗尽而导致心身衰老。所以，我认为，生命在于气血流动，养生的基本原则是促使体内气血流畅不息，以保持阴阳动态平衡。

（三）异曲而同工

以养生基本原则在于促使气血流畅的论点，来研究清静养生与运动养生的实质，就可以发现，这两个相互对立的观点和方法是完全可以统一的。两者仅在阐述上有所侧重罢了。清静养生的目的在于养神，而养神并不仅是为了节制神的消耗，更重要的是促使气血流畅，绝无越静越好的含义。神是生命活动的外在表现，包括精神、意识、情志、思维等。人的情志活动是神的表现，适度的情志活动是人体生理需要。但过激的情志变化则会加速机体衰老，这是因为过激情绪会打乱气血的正常运行。《黄帝内经》说："百病生于气也，怒则气上，喜则气缓，悲则气消，恐则气下，惊则气乱，思则气结。"气机紊乱，就会影响血液循环，破坏阴阳平衡。所以，养神宜静，心神安静，不被外界事物所干扰，使体内环境处于平静状况，就可引导气血正常运行，即古人所谓"固守虚无，以养神气，神行即气行，神往即气往"。近代研究发现，气功入静时，体内微循环开放增多，外周静脉血管容量增加。说明入静过程中，人的外形处于相对静止状态，但体内周身血脉通畅，气血流畅，各器官组织都得到充分灌注，而呈现出动的平衡状态。

运动养生的目的在于养形。形指人的形体，包括脏器、九窍、骨肉、皮毛、气血、津液、精等及其相关功能。运动不仅是为了形强体盛，肌肉发达，更重要的是适量的运动可以防止气血壅滞，促使体内气血流通无阻，而绝非运动越多越好的意思。《黄帝内经》早有"久卧伤气，久坐伤肉"之说。过分安逸，缺少活动，就会使体内气血流通不畅，脏器组织生理功能减弱，抗病能力下降。为此古代医家华佗指出："人体欲得劳动，但不当过极耳，动摇则谷气得消，血脉流通，病不得生。"现代科学证明，运动可使气血运行旺盛，从而增强神经系统、心血管系统、呼吸系统、运动系统以及其他有关组织的功能。人到中年以后，体内细胞阴性、惰性成分增多，阻碍着细胞的正常活动。通过运动使血流加速，有助于驱除随增龄而大量出现的惰性物质，以减轻自身中毒，延缓衰老的发生，这正是运动能长寿的原因。

综上所述，不难看出，疏通经脉，促使气血流畅是清静养生与运动养生的共同效果。两者貌似对立，实质是殊途同归。

（四）动静结合是最佳的养生之道

动以养形，静以养神，动静兼修，形神共养，以期体内气血流畅，阴阳平衡，是养生之大法，延年益寿的关键！

清静养神的要点如下。第一，思想上安闲清静，不作妄想，使精神内守，气血通畅，疾病就不会产生，正如老子《道德经》所说："干易恬澹，则忧患不能入，邪气不能袭，故其德全而神不亏。"第二，要情志舒畅，性格豁达，不宜有愤怒心情。《孙真人卫生歌》中，"世人欲识卫生道，喜乐有常嗔怒少，心诚意正思虑除，顺理修身去烦恼"，说的就是这个道理。第三，应顺应自然，根据四季不同气候调神。春季宜精神活泼，充满生机；夏季宜情志愉快，不要发怒；秋季宜意志安逸，收敛神气；冬季宜情志隐匿，藏而不泄。精神情志的稳定和健康，有利于气血畅达，阴阳协调。

运动养形的要点是运动适量，持之以恒。剧烈的运动会引起血脉偾张，呼吸疾速，心跳加快，大汗淋漓，造成气血运行失控，对养生有害无益。所以唐代养生家孙思邈早就指出："养生之道，常欲小劳，但莫大疲及强所不能堪耳。"中国传统运动养生，实际上是一种外动而内静的运动方法，最大特点是意识活动、呼吸运动和躯体运动密切配合，即所谓"意守、调息、动形"的统一，以内练精神，中练气血，外练筋骨，使内外表里，气、血、形、神在有序运动中得到修整。常用的方法有五禽戏、太极拳、八段锦等，各人可根据自己的健康状况，量力而行，采用最安全的运动方式，持之以恒，必将会获得养生之益处。

中国养生文化中的动静观是一对关系复杂的观点，它们同被纳入传统养生之道的理论体系中，更重要的是它们被辩证地体现和应用于养生方法实践中。在中国古代养生文化中，没有绝对的动，也没有绝对的静，而是静中有动，动中有静，或者外动内静，或者外静内动。可见，"动""静"两种养生模式不是截然对立的。动静结合的养生法，正体现了古代养生文化的科学性。